"中医药在海外"丛书

中医药在美国

朱清广　顾向晨　编著

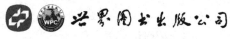

世界图书出版公司

上海·西安·北京·广州

图书在版编目(CIP)数据

中医药在美国 / 朱清广,顾向晨编著. —上海：
上海世界图书出版公司,2020.6
　(中医药在海外 / 桑珍,郑林赟主编)
　ISBN 978-7-5192-7102-2

　Ⅰ.①中… Ⅱ.①朱… ②顾… Ⅲ.①中国医药学-
概况-美国 Ⅳ.①R2

中国版本图书馆CIP数据核字(2019)第289308号

书　　名	中医药在美国	
	Zhongyiyao Zai Meiguo	
编　　著	朱清广　顾向晨	
责任编辑	吴柯茜　汪思琪	
封面设计	张亚春	
出版发行	上海世界图书出版公司	
地　　址	上海市广中路88号9-10楼	
邮　　编	200083	
网　　址	http://www.wpcsh.com	
经　　销	新华书店	
印　　刷	上海景条印刷有限公司	
开　　本	890 mm × 1240 mm　1/32	
印　　张	3.875	
字　　数	80千字	
版　　次	2020年6月第1版　　2020年6月第1次印刷	
书　　号	ISBN 978-7-5192-7102-2/R · 538	
定　　价	35.00元	

"中医药在海外"丛书编委会

主　编　郑林赟　桑　珍

编　委（按姓氏笔画为序）

王云飞　王慧颖　龙　堃　朱清广
任荣政　刘　俊　刘堂义　李　艺
李　静　李诚敏　沈云辉　沈琴峰
宋欣阳　陈　璇　陈文恬　陈君超
胡晓贞　钟　蕙　顾伟梁　顾向晨
徐　红　徐晓婷　傅勤慧

前　言

　　当前中医药振兴发展迎来了天时、地利、人和的历史性机遇，随着国家不断出台政策支持和鼓励，中医药正在迅速崛起发展，迎来更广阔的发展机遇。中医药是我国国粹，随着各国对天然药物需求的不断增加和中医药现代化步伐的加快，中医药在世界医药中的影响和地位日益受到重视。加强中医药海外发展，不仅可以调整国内中医药行业的产业结构，促进中医药产业的优化，解决国内就业问题，从而带动经济持续增长，还有利于传播中医药文化，提高中国的国际影响力和号召力。

　　为进一步助力中医药国际化，传播中医药文化。在中医药国际合作专项的支持下，上海中医药大学杏林学者——外向型人才培养计划的中青年学者承担了"中医药在海外"系列丛书的编撰工作。根据工作实际和专项研究成果编撰整理，总结成书，对中医药在不同国家的海外发展进行了分析。本套丛书按国别分卷，编写注重数据收集与整理分析，侧重于不同国家的政治与经济环境、中医药发展轨迹、中医药教育、中医药的立法和政策环境、市场机遇与挑战、应对措施等方面，意在探索中医药海外发展模式，对中医药服务贸易推动出口、带动就业，应对中医药海外发展遇到的挑战提供一定参考路径和方法。

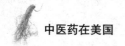

本套丛书重点研究以下三个方面：第一，中医药立法。海外中医药立法对中医药事业长远发展具有重要意义。海外中医药立法从法律层面明确了中医药的重要地位、发展方针和扶持措施，为中医药事业发展提供了法律保障。中医药立法针对中医药自身的特点，规定了中医师的注册、中药管理机构的设立等方面，有利于保持和发挥中医药特色和优势，促进中医药事业发展。第二，中医药教育。全球化有力地促进了中医药教育的发展，同时也迫切要求其规范化与标准化建设。近10年来，国际中医学教育标准化进程日益加快，已成为世界医学教育发展的潮流，且不同国家的中医药教育有不同的特点和模式。第三，中医药发展面临的挑战以及应对措施。详细分析中医药在所在国发展面临的挑战，针对挑战提出相应的应对措施，探索中医药的发展模式，从而辐射和带动周边国家的中医药发展。

逆水行舟，不进则退。中医药海外发展正面临着日益复杂的国际形势和其他传统医药的激烈竞争。本套丛书积极探索中医药海外发展面临挑战的应对措施，即主动拓展多样化的中医药市场、研究开发适合所在国需求的中药、建立中药材及中药制剂工艺和质量控制标准化等。力求中医药海外发展不囿于单一的医疗体验，而是更加的多元、复合，并且具有更好的环境适应性和发展潜力，助力中医药海外发展。

本套丛书的使用对象是与中医药海外发展相关的管理、医疗、卫生、产业、科研等领域的从业者，希望能为他们提供有益的参考和帮助。当然，本套丛书尚存在一些不甚成熟之处，欢迎批评指正。

目　　录

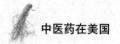

美国概况

第一节 美国地理

美国全称为"美利坚合众国",是联邦共和立宪制国家,其海岸线延伸22 680公里,本土东西宽4 500公里,南北长2 700公里。美国领土面积非常广阔,在世界各国中,其领土面积排名第四,约为937万平方公里,略少于中国面积,但人口只有3亿多,远远少于中国人口。

一、地形

美国地形变化多端,主要特点是东西高中间低。东部整个内陆地区呈现伸展广阔的倒三角形,从墨西哥湾一直延伸到加拿大边境。美国本土的地形主要由位于东部的阿巴拉契亚山脉和西部的落基山脉,以及在这两个山脉之间的中央大平原组成。美国本土内水系丰富,河流众多,组成相当复杂,主要有密西西比河、科罗拉多河、哈得孙河等。密西西比河是美国最大的河流,密西西比河及其支流冲积形成大片平原,现如今河流治理较完善,更是南北航运的大动脉。密西西比河起源于明尼苏达州的艾塔斯卡湖,流经美国31个州,纵贯平原中部,以其最长支流密苏里河计,全长6 262公里,是世界上第四长

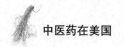

的河流，为北美河流之冠，美国人称之为"众水之父"。

在美国本土范围内（不包括阿拉斯加和夏威夷），太平洋沿岸主要由南北走向的科迪勒拉山系构成。科迪勒拉山系海拔变化很大，东部以高大的落基山脉为主，落基山脉构造复杂，多以褶皱和冲断层为基础，以条状山脉和间隔断层谷地为主，黄石公园就位于落基山脉中段，主要以温泉和间歇泉出名。中部为山间高原盆地带，自北端的育空高原，至最南端的部分的科罗拉多高原，分布范围广，地形构造差异大。西部主要是由山地组成，喀斯喀特山脉和内华达山脉构成了东侧山地，阿留申山脉、楚加池山脉等构成了西侧山地。圣安的列斯大断层就在这一断层谷地和多断块山的地带。中部的陷落谷地则有加利福尼亚中部河谷、俄勒冈的威拉米特河谷和华盛顿州的皮吉特桑德低地，是西海岸附近唯一广阔的低地，这些低地拥有相对肥沃的土地，支撑着太平洋沿岸的大部分农业。

二、气候与药材

美国幅员辽阔，气候也几乎涵盖了世界上所有的气候类型。良好的气候为农业生产提供了天然基础，也为美国成为世界强国打下了坚实的基础，因为在主要的农业地带，严重的干旱、泛滥等天灾并不经常发生，温和的气候与足够的降雨都利于当地的发展。美国大陆气候适宜、土壤肥沃、地域辽阔，领土的一半面积都适合于农业发展。从美国早期农业的发展到后来工业的发达都离不开淡水资源的丰富储备。

美国丰富的自然资源有力保证了国家经济的发达与人民的富裕。

良好的自然环境为美国本土植物药材的种植提供了条件，自20世纪90年代以来，各种天然植物药在美国市场上十分抢手。美国需求的草药多数来自进口，部分为本土出产，美国本土出产的草药有银杏、贯叶连翘、牛蒡、西洋参、薄荷等，这些植物药材还出口世界各地，特别是西洋参在亚洲各国非常畅销。随着中草药市场在美国不断扩大，很多美国农民开始在农田种起了中草药。从某种意义上说，美国不仅是草药消费国，也是向世界提供草药的重要供应商。

据保守估算，美国市场上的植物药数以千计，除本土出产的外，常用中草药高达300余种，其中以人参、大蒜、银杏、锯齿棕、松果菊、红车轴草、里升麻为代表的天然药用植物在美国市场上十分畅销。它们大体上可分为三类：苔藓类，如大叶藓、钱苔等；微藻类，如富含叶绿素a的小球藻、螺旋藻等；真菌类，如灵芝、茯苓、猴头菇等。具体药用植物有可以缓解炎症的白芷、具备抗菌作用的紫菀、能有效改善胃病的薄荷，以及在治疗心血管疾病方面应用广泛的丹参等。

以锯齿棕为例，它的有效脂溶性成分可以阻断前列腺增生的诱因，近年来它的提取物被广泛应用于前列腺增生的治疗，效果显著。1995年至今，锯齿棕相关的产品一直是美国保健食品店的畅销产品，如今，锯齿棕产品更多作为食物添加剂应用。经过大量的循证医学的研究，锯齿棕具有抗癌、帮助人体消化吸收、调整血压等促进健康的作用。

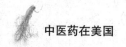

三、人口分布

美国是个移民国家，多种文化的交融是其迅速发展的重要基石。早期的欧洲移民活动对美国人口的数量、质量及结构都产生了深远的影响，移民不仅带来不同的土地利用和划分方式，而且构筑了美国乡村和城镇空间形态的雏形。

全美国的人口分布主要呈现出三大地理特征：一是东北部的制造业和金融业中心，这里是全国人口分布最密集的区域，即使经历了几十年向阳光地带的人口迁移，它仍然拥有最为集中的大都市区；二是美国中部的农耕区，包括中西部和南方大部分地区，该区人口和城市分布比较均匀，大都在平坦而广阔的区域；三是分散的西部居住区，西部地区显示了一种高度依赖自然资源，特别是水和矿产资源的一种定居方式，水源成为大多数西部城市发展的基础；其他一些较小的城市，曾以采矿业为主，现在则主要依赖休闲旅游业，而穿插在这些城市之间的则是广阔的无人区。

无论是经济实力，还是军事、文化等综合能力，美国都是现在世界上最先进、最强大的国家。美国的身影出现在世界上任何发生争端的角落，政治影响力不言而喻。无论是航天、核工业，还是通信与电子产业，美国的科学技术水平都处于世界领先地位；先进的科学技术促进农业高效地发展，因此人民的生活水平自然处于较高水准。经济的支撑与人民的需求共同促使美国医疗行业位居世界前列。

第二节 美 国 经 济

二战后，美国战争财富的急剧积累加上其他资本主义国家的财力空虚，这一综合因素成就了美元国际流通货币的地位，为美国带来了巨大利益。美国人口不到世界的5%，国内生产总值和对外贸易额却长期居于世界首位，高度发达的现代市场经济，以及稳定的政治体系与货币体系，相辅相成地保障了其国际经济与军事霸主地位。

美国的经济发展模式是以资本主义社会制度为基础，最初受英国影响形成曼彻斯特模式，主要依托自由放任的市场经济，摆脱束缚，以自由、民主、平等为特点的议会制逐步成熟；经过经济衰退以及大萧条之后，美国政府又开始颁布各种政策，全面地指导经济的发展，利用各种措施刺激需求；在1973—1975年的"滞胀"危机后美国进入新模式时代。

根据地理划分，美国经济发展主要可分为以下三个大区。

一、东北部地区

美国最重要的经济区域主要位于落基山以东。该区域资本主义发展最早，自然资源丰富，拥有全国3/4的制造业和加工工业，拥有高水平的科技力量和工程技术力量，工业化及成熟化的程度最高。整个区域由原来的传统工业转变为现在的高科技与技术密集工业，进一步巩固了该区代表美国经济发展最高水平的地位。纽约是美国最大的城市，也是联合国总部所在地，纽约市多数的公司都与财经或股票证券交易有关，美国最大、最为著名的金融中心华尔街也位于纽约。波士顿则是马萨诸塞州的首府，由英国清教徒移民在1630年创建，是美国历史最悠久的城市，努力工作、道德规范、重视教育一直是该市的标杆，它是距离欧洲最近的东岸港口，该地区拥有哈佛、麻省理工等世界一流高等学府，人才资源的充足保证了经济快速发展。华盛顿作为美国的首都，是美国的政治中心，美国国家的最高立法、行政和司法机关都设在这里，华盛顿还有着世界上最大的博物馆群——史密斯博物馆群，是著名旅游胜地。

二、南部地区

美国南部主要包括了既是全美第二大州又是美国南部最大州的得克萨斯州，还包括了佛罗里达半岛的区域。该地区气候宜人，雨水充沛，密西西比河与南方各支流均通过这里，全区矿产、森林、海产、农产资源丰富，又盛产棉花，现在这里既有石油开采区，又有飞机制造业、电子光学、宇宙航空和棉纺织业等基地。以生物医药、材料工程和化学为主要行业的高科技产区，汇集成世界上最大的科技三角园区。

三、西部新开发地区

美国密西西比河以西的地带是美国大陆开发较迟的区域，最初经济模式以灌溉农业和牧业为主，后面逐渐转向了高科技制造业，比如航空航天工程、现代化机器制造、高科技电子、原子能，以及核武器等世界尖端前沿技术，美国的工业中心也逐渐呈现从东北向西部转移的趋势。该地区代表城市有洛杉矶、圣弗朗西斯科，还有地处中西部的芝加哥。其中洛杉矶位于加利福尼亚的南部，拥有美国最发达的高速公路网络，是西部最大的城市、工业中心和港口；圣弗朗西斯科也称旧金山，人均国内生产总值（GDP）居美国第一位，GDP仅次于纽约和洛杉矶位居第三，位于圣弗朗西斯科南部圣克拉拉县的硅谷是世界上最具代表性的高科技产业园区；芝加哥是全美第三大城市，全年多风被称为"风城"，有"美国的动脉"之盛名，是中西部最发达的经济中心，是世界上最大的内陆港口城市，芝加哥作为美国金融、期货、商品交易中心之一，世界五百强企业中就有多家公司建立在此。

美国发达的经济与其发达的科学技术息息相关，具体体现在它强大的科学信息技术规模和先进的技术水平。美国在世界范围内的人才引进也是令人瞩目的，它不惜重金在全世界招揽掌握尖端技术的有才能的人，吸引了相当一部分高精尖人才流入美国，为美国的经济和军事繁荣提供了强大的技术支持。美国的科技研究基地主要分布在研究三角园区、硅谷、史密森

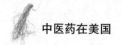

博物研究院、美国航空航天局等，这些研究基地在美国的科技发展进步中发挥了强大的推动作用。

第三节 美 国 文 化

人们认知世界和行为的方式折射出他们的文化、经历、社会经济背景及价值系统的诸多方面，也反映出他们创造的文化景观。

从历史上来说，美国文化的形成恰逢前所未有的历史机遇，具有一定的复杂性。过去的400年中，美国的文化在移民中反复融合，文化接收程度超过了世界上所有其他国家。在长期的历史积淀中多种文化不断地交汇与互动，整合之后形成了一种交融文化。美国各项事业的发展与世界移民从四面八方带来的新思想、新技术密不可分。

来自不同国家不同种族的人民都给美国文化带来了不同的影响，但社会主流价值观还是由中产阶级、欧裔美国人和新教徒所建立，其他群体某种程度上会同意这些价值观，移民们经过一两代的时间也会慢慢接纳。在最终形成的美国社会主流文化中，最主要的价值观念就是个体主义、自由、平等、竞争、隐私、创新等，其中个体主义占据美国文化的主导地位。美国文化的主要特点可以概括如下。

一、多元性和一体化的统一

首先，随着世界各地的移民源源不断地向美国迁移，美国文化更加难以用外化的整体性来简单概括，因此多元化的文化形式正是美国文化的最突出特点。美国的文化背景主要和不同国家移民的文化背景紧密相关，以自由民主为主，伴有多元化的特点。美国生活着来自世界各国的移民，移民将自己国家、民族的文化与其他国家、民族的文化交融，最终铸造了独具特色的美国文化和民族精神。

其次，美国是一个新教国家。它虽然是第三个完成资产阶级革命的国家，但是它的革命最为彻底，所以它和封建主义的旧文化联系最少。

最后，美国文化作为融合文化，自有其优势。多种文化的交融不是单纯意义上的叠加，而是高度整合最终成为别具特色的美利坚文化，这种融合文化继承了亲本文化的优势，同时具备蓬勃的生机和创新的精神，正所谓起于亲本，高于亲本。

二、个人主义发展到登峰造极之境

个人主义是美国的核心价值观。个人主义强调个人自由，重视个人自我支配；强调每个人都是自然界最基本的单位，每个人都是独一无二的。美国的宪法和社会的主流思想是个人

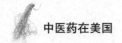

的权利得到最大限度尊重的双重保证，个人主义几乎渗透到了美国的每一个角落，注重个人的作用、尊严、自由，解放每个人的思想，构成了美国文化的主体内容，逐渐成为美国民主思想的核心，影响着人们各方面的价值观，个人就是目的本身，终极的价值就是个人的生命和幸福。因此，个人主义就是美国政治、经济、文化的核心。

三、美国文化富于创新精神

美国在发明创造能力、科学技术水平上长期处于世界领先地位，这点毋庸置疑。从医学方面来看，西方现代医学也属于科学的范畴，它依据解剖学、生理学等学科，对人体结构和身体系统进行研究。西医依据的理念与传统中医不同，西医认为，疾病都有具体的生理病因，应使用具体的生理治疗手段，主要是药物和手术，同时也更相信实验。在疾病的诊断、治疗等方面，西医主要依靠先进的仪器设备，如X射线计算机体层射影、磁共振成像、基因检测等，另外就是种类繁多的药物。西医这样的诊疗模式势必决定了就医成本的高昂，美国医疗重视生命的延续和病情更为严重的病例，因为美国普遍认为人们可以不断发展战胜自然，就医疗方面而言，美国认为医学在技术上的发明创造可以改变死亡这一自然趋势。所以，美国的医疗机构在其发展的历史中也形成了鲜明的医院文化特色，在重视人文关怀和尊重生命的核心价值观上，也体现出美国文化自由、多元的特点。

总而言之，世界各地移民的思想观念与行为方式的交融，形成了独特的美国文化，不仅为美国提供了充足的劳动力，而且保证了资金的充足和科学技术的发达，共同促进了美国文化的发展，是美利坚民族形成与国家诞生的根本保证。

第四节　美国政治体制

美国国家组织根植于三权分立的政治学说和联邦制度，相互制衡，避免政府滥权。联邦政府出现于民主、自由、法治的国家，和中央集权的制度相对立。联邦政府是联邦国家的中央政府，是国际交往的主体。联邦政权有在全美统一的法律和法规，各州也有自己的宪法、法律和政府机构，但宪法强调联邦的最高地位，使联邦具有一个强有力的政府，在一定的条件下可以掌控各州。州层次上政府机构的设置也实行三权分立，功能、职能都与国家层次的对应机构相仿，大部分州的主要负责人是州长，主要由上院、下院分担议会职能。几百年的发展过程中，联邦中央和地方的权限也不断得以完善。

美国制度具有自己的独特性、复杂性和个性，以"三权分立"和"天赋人权"为主要基础。政权体制实行以代议制为民主的主要形式，强调"人民民主"，实行分权制衡和法治原则，但其本质上还是维护着资产阶级的利益。

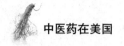

选举总统的过程非常复杂，时间也很漫长，包括了以下几个过程：民主党和共和党先在党内选出候选人，然后两党确立总统候选人，之后便是激烈的竞选过程，大概需要持续一个月。选举方式是间接选举和直接选举相结合的方式，美国总统选举表面上是由选民通过选票间接选举，但其本质上是由两党首先推选出两位总统候选人，只能在候选人中推选总统，最终具有直接选举的意义。20世纪60年代至今，美国的总统大部分都出身富豪或者大财团，选举的过程中需要花费10亿美元之多，因此也体现了资产阶级国家金钱政治的性质。

在美国，最高行政权属于总统。总统的行政命令与法律有同等效力，总统既是国家元首又是政府首脑，同时兼武装部队总司令。

美国最高的立法机关是国会，由众议院和参议院构成，两院提交的所有法案都是在总统授权后才能生效。而总统进行批复或者重要任命时，同样需要听取两院的意见并且得到认可。

国会最明显的任务就是立法，专职议员分驻在参议院和众议院，主要职权包括立法权、行政监督权、条约及官员任命的审批权，以及对总统、副总统的复选权等。国会还具有负责监督执行机关对于法律的执行职能，监督政府的权力的作用；国会同时还具有调节国内各种争端的作用。美国宪法和法律赋予了公民人身保护、言论自由等多项权利，政府的权力由人民决定并最终受益于人民，国会不得制定违背公民权利的法律。

美国的联邦制也体现在司法方面，司法权力机关呈现明显的阶梯性：联邦最高法院设立在华盛顿，是宪法特别设立的最高司法机关，是美国最高审判机构，成立于1789年9月24日。各州有各州的法院，各州各有自己独特的体系，有其专属的管辖范围，如果和联邦法院产生了重叠，由联邦法院执行管辖权利。

美国执政的党派主要是共和党和民主党，两大党派轮流竞选执政。一般来说，共和党是较为保守，主张削弱政府的角色，赞同削减政府规模开支，代表资产阶层和社会保守势力。他们较为偏重外交，主张用军力干涉国际事务，是所谓的"鹰派"。与之相对的民主党则更强调自由，主张扩大政府作用，重视内政、环境保护、社会福利和教育等领域，强调政府投资，同时主张削减军队，把钱用于国内，代表中产阶层和贫民阶层。

第五节　美国医疗现状

美国的医疗设施完备，总体处于较高水平，美国的医疗体制是现代医学的实践与个人独立、自由的企业理念相统一的政治、经济制度。

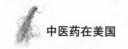

一、医疗服务市场化

美国政府承担的医疗服务的对象主要是穷人和老年人，其他的医疗服务主要通过市场自由化解决。医疗资源在美国相对利用合理，病人就诊首先会选择负责社区居民的初级医疗保健服务的基层医院。然后根据病情进行转诊治疗，进入各类医院，主要包括政府举办的各级别医院，每个级别的医院分工明确，共同协助疾病的诊疗和疑难杂症的处理。这样一来，最大限度地减轻了医疗资源的浪费情况。而中美医疗体系最大的区别在于公立与私立的侧重。不同于中国最知名的医院一般为公立医院这一特征，美国被人知晓的医院一般都为董事会控制的营利性私立医疗机构，例如全美规模最大、诊疗设备最全、创新能力非常强大的梅奥诊所，就属于私立医疗集团，通过董事会来管理。

二、美国的医保体系

在大多数工业化程度较高的国家，医疗被视为所有公民应有的一项基本权利，政府不会把医疗当作公开市场出售的商品，而是承担公民大部分的医疗费用。例如英国采取的公费医疗模式，法国、德国的社会医疗保险模式等，在这些国家的体制中，人们不会因经济状况的差异使医疗保险呈现差异性。

美国政府把医疗保健服务的重任交给了市场化承担，由个人或者公司、企业等购买各类保险来完成。美国的宪法并没有明确要求政府的相关医疗责任，同时医疗保险的昂贵价格，决定了人们必须支付高昂的医疗费用就诊。与此同时，医保使用合理与否的严格限制、保险公司的苛刻要求都会严重制约患者的具体就医情况。美国政府提供的医疗保障措施主要针对弱势群体，私人购买的医疗保险占了80%左右，伴随医疗成本的进一步增高，私人医疗覆盖率呈现逐渐降低的趋势。

三、医疗制度变革趋势

除上述体系覆盖的人群外，美国还有5 000万人既无工作单位商业保险的保障，也不符合享受国家层面的公共医保制度条件，这些人大多是自雇者或失业者。因此，奥巴马政府医改的目标十分明确，就是将没有任何医疗保障的这5 000万人覆盖进来，于2014年1月1日正式实施的《医改法案》(全称《患者保护与平价医疗法案》，*Patient Protection and Affordable Care Act*)，最重要的内容就是将3 200万美国公民强制性纳入医保范围，使全国医疗保险的覆盖面从目前的85%扩大到96%。其实，美国政府想实施《医改法案》由来已久，算是美国民主党近一个世纪以来的梦想，终于在奥巴马就任时期得以实现。此次医改是由政府引导，通过政府医保与私人医保相互竞争来降低医疗费用，从而实现全民医保。然而，这一改变需要在延续私人医疗保险的基础上开展，部分满足了雇主和医疗产业集团的利益，只是一种妥协方案，但相比较过去已经推进了一大步，只是因极其

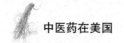

不符合"小政府大社会"的美国主流价值观，得利者与普通大众都不甚满意。因此，特朗普竞选时就提出新法案，以撤销和替换奥巴马政府的《医改法案》，但是他上台后提出的最新医改法案草案也在国会遇阻，因此，美国的医疗制度变革还在进行中。

虽然美国的医疗制度十分复杂，但对于大部分人来说还是有效的。近年来，美国的医疗体系在医疗服务的诊疗水平、医保支付方式、医疗信息技术、医学研究成果等方面出现了突飞猛进的进步。尤其在重视体系的整合、服务的专精、支付的多元等方面，为发达国家指明了发展的新方向，有助于解决一系列显著问题。

美国政府通过国家卫生研究院（National Institutes of Health, NIH）设立了各类研究基金，向社会上各类研究机构提供资助计划，包括基础类研究、临床疗效类研究、新药研发、转化医学、精准医学研究等。许多大学及医院都有相应的人才与场所的投入。目前，美国已在很多重点医学临床领域取得了重大突破，如肿瘤防治、器官移植、神经修复、罕见病和遗传病研究、干细胞临床应用等。在西非埃博拉出血热疫情防控中，相关研究人员在得到病毒感染细胞样本后，采用新技术，在很短的时间内初步筛选了能够阻断该病毒侵入细胞的28种药物，并成功研发了诊断试剂，研发速度大大加快。

四、医学人才培养体系

医生是全美最热的职业之一，虽然其人才培养过程从入学到实习都非常苛刻，其住院医生培训制度是全美统一安排的成为医生的必经之路。

在美国，立志学医的学生必须要经过4年普通大学本科+4年医学院（取得医学博士学位）+指定医院3年住院医生培训+获得资格参加高难度的医师资格考试（通过考试拿到住院医师执照）+3至4年的"专科"培训学习+通过考核后拥有专科行医执照成为"专科医生"，总共需要11～16年。在美国，如果想要成为一名住院医师，至少需要10年的培养，而后再经过5～10年的磨砺才能进一步达到独立开设医疗机构的水平，这样一个高标准的模式下培养的势必是专业水平高超的人才。因此，美国医疗的总体水平之所以处于领先地位，与其严苛医疗体制下所孕育出的更为专业、严谨及敬业的医疗工作者关系密切。

第二章

美国中医医疗概况

第一节　中医药在美国发展轨迹

一、发展初期（20世纪以前）

中医药在美国的传播和发展是一个渐进过程，最先是由欧洲大陆逐步传至美洲大陆。早在17世纪，跟随欧洲货船抵达日本的欧洲医生们和在中国传教的欧洲传教士们已经出版了植物药、针灸、脉诊等相关书籍。荷兰内科医师威廉·滕瑞尼（Willem ten Rhijne）在日本学习了中医的"四诊"，即望、闻、问、切，以及针灸的一些基础理论，认识到传统中医中的"气"，是异于西方医生、实验生理学创始人之一的威廉·哈维（William Harvey）所认为的血液循环系统的。

1680年，针灸治疗手段在欧洲开始流行，并逐渐从欧洲传入美国。18世纪初，约翰·弗洛耶（John Floyer）出版了第一本英文介绍的中医书籍，副题为"古代东方的脉诊艺术"，并且将中医比作经典古希腊医学。但到了18世纪20年代，中医在欧洲及美国却很快变得陈旧过时，欧美医生们开始更加专注于药物对身体功能的实际影响，包括分泌和排泄的影响。这种趋势促使很多激进的治疗手段盛行，包括放血、催吐、服用大剂量汞化合物等，从而使以和缓治疗为特色的传统中药缺少用武之地。18世纪中期，肉桂等中药材通过中美贸易直接运抵美国。19世纪初，美国的主流医生们逐渐开始关心病患的自我康复能力，很多优秀的临床医生开始使用针灸治疗疾病。这一时段，欧洲对于针刺术的应用经验和学术记录也被刊载在美国医学杂志当中，尤其在费城，著名的医学家和化学家富兰克林·贝奇（Franklin Bache）于1825年翻译了关于针灸治疗的法文专著，尝试用针灸治疗风湿热和腰背痛等各类疾病，并在《北美医学和外科杂志》（*North American Medical and Surgical Journal*）上发表了第一篇关于针灸的论文。贝奇和他同时代的医生们虽然未完全了解针灸的作用机制，但均认为针灸在治疗疼痛方面有着非常卓越的疗效。不过1840年之后，由于西方医学的进一步发展，当时顶尖的医生们对不能利用新兴的生理学理论来阐释的异国疗法失去了兴趣，临床上主要使用止痛剂和麻醉疗法来治疗疼痛。

但中医药的影响力并未完全消散，有大量的药物从中国进入了美国的药典，并使用至今。最有名的例子就是从麻黄中提取的麻黄素于20世纪初期从北京协和医院流传至宾夕法尼亚大学医院。值得一提的是，在19世纪中叶，随着淘金热的盛行，有许多中国劳工前往加利福尼亚、俄勒冈等州参与各种工作，随行队伍中就有很多中国医生，使得中医的影响力传播至非中国籍的劳工中。据悉，1850年，在旧金山市就有15家中药店制售传统中药，但由于一连串歧视性法律的颁布，以及美国根深蒂固的种族观点，中医发展步履维艰。不过在此期间，美国医学教科书中提到了针灸疗法；另外，现代内科学之父威廉·奥斯勒（William Osler）医生也在他1892年编写的《医学理论与实践》（*The Principles and Practice of Medicine*）中推荐使用针灸疗法治疗腰痛及坐骨神经痛等疾病。

二、快速发展期（20世纪以来）

直到1947年，美国医师公会召开的医学年会上，开始有医生报道中医针灸的疗效，并且在1949年，美国的医学历史博士爱尔萨·威斯（Ilza Veith）将《黄帝内经》翻译成英文，使西方社会能够了解中国传统中医药理论。此外，在1950年，葛思德东方图书馆在普林斯顿大学成立，其中收藏了共75 000多册古代中医书籍。而美国记者最早开始报道中国针灸是在1957年10月1日，由摄影记者菲利普·哈林顿（Phillip Harrington）在《观察画报》（*Survey Graphic*）上发表的配图文章，文中涉及北京儿童医院的针灸治疗情景。而后，在1958年，第一位来到新中国采访的美国电视记者罗伯特·科恩（Robert Cohen）拍摄了一部纪录片，并在介绍到中国医疗状况时有提到传统针灸的内容。

1971年，美国又开始掀起了一片"针灸热"，先是4月24日，美国记者蒂尔曼·杜尔丁（Tillman Durdin）在美国《纽约时报》（*The New York Times*）上发表了名为"天津医生说他用针灸治好了很多病"的实地报道。不久，美国记者西摩·托平（Seymour Topping）撰写了中国针灸麻醉的相关内容，并发表在《纽约时报》上。5月，耶鲁大学的阿瑟·高尔斯顿

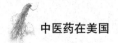

（Arthur Galston）教授和麻省理工学院的伊桑·西格纳（Ethan Signerl）教授作为第一批受邀访华的美国科学家，参观了新中国的针刺麻醉手术。6月7日的美国《新闻周刊》（*Newsweek*）报道了该事。一名跟随尼克松总统来中国访问的记者，在访华期间，因急性阑尾炎在中国接受紧急手术治疗，并因接受了李占元医生的针灸治疗，症状获得好转，他回国后将其经历发表在《纽约时报》上，引起了巨大轰动，针灸因此受到美国社会各界人士的广泛关注。

高尔斯顿教授和西格纳教授访华期间目睹了针刺麻醉手术，回到美国后为此进行了宣传。1971年9月，中国中华医学会邀请4位美国前总统艾森豪威尔（Eisenhower）的私人医生组成的美国医学访华代表团在多家医院参观了针刺麻醉手术并进行交流学习。该年12月，约翰·博尼卡（John Bonica）博士在美国顶尖学术期刊《美国医学会杂志》（*The Journal of the American Medical Association*, JAMA）杂志上，前后发表3篇文章，介绍针刺麻醉在中国的发展情况，以及针刺麻醉对美国现代医学的影响。1972年1月，美国科学界顶尖杂志《科学》（*Nature*）也报道了关于针灸和针刺麻醉的文章，并且在1972—1975年间发表过多篇有关针灸的报道。美国本土的第一次针刺麻醉手术是在1972年4月芝加哥维斯医院，专业麻醉师刘医生为一位自愿采用针刺麻醉摘除扁桃体的护士进行手术，并取得成功，该病例也发表在了同年的《美国医学会杂志》上。此次在美掀起的"针灸热"并不是转瞬即逝的，其影响一直持续到1979年中美建交前才逐渐平息。

替代医学的迅速发展和美国国家卫生研究院的作用密不可分，特别是成立了替代医学办公室（Office of Alternative Medicine, OAM）。1993年，哈佛大学的戴维·艾森伯格（David Eisenberg）博士等人进行了一项研究，并发表在了《新英格兰医学杂志》（*The New England Journal of Medicine, NEJM*）上。文章提出，在1990年大约有三分之一的美国人都使用了替代医药，该研究激发了对补充和替代医学的进一步兴趣和科研活动。1994年，《饮食补充剂与健康教育法案》（*Dietary Supplement Health and Education Act*）得到了美国食品与药品管理局（Food and Drug Administration, FDA）审批通过。该法案将草药列为饮食补充剂进行管理，像维生素一样，仅需达到饮食补充剂的标准就可以上市，而非用标准药品的严格法规进行约束。

1998年10月，国家补充与替代医学中心（National Center for Complementary and Alternative Medicine, NCCAM）替代了原替代医学办公室的职能，财政支持大幅度提升。同年11月，美国几大医学期刊联合发表了约90篇关于替代医学的文章，将替代医学推向了一个新的发展高度，确定其为需要被进一步研究的领域。这些刊物承认了补充医学的重要性，描述了一些潜在使用的内容，并号召进行进一步的探索，同时关注补充疗法的法规和安全性。

有两件事情使针灸在美国的发展起到了关键作用，一是1973年4月，针灸在美国实现了法案零的突破，内华达州通过法案承认针灸、中药合法化，允许没有医师执照的专业人士

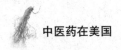

申请针灸、中药和中医执照，从而得以合法行医。到1998年，针灸师已被允许参与医疗保险政策，保险公司也相继把各类保险包括车祸保险，都纳入针灸治疗及其保险范围，针灸师也成为美国认可的一种职业。二是针灸正式成为美国的医疗机械，美国国家卫生研究院在1997年首次肯定了针灸在治疗某些疾病方面具有良好的疗效，安全可靠。2002年12月第一期的美国《新闻周刊》以少女面部针刺的照片为封面，并以"替代医学"为主题刊登了一系列文章，使得中医在美国越来越被主流媒体和社会所接受。

第二节　中医药在美国发展现状

一、医疗概况

针灸因其独特魅力和神奇功效在早期就被美国承认与接受。近来针灸受关注度进一步升温，全美从事针灸治疗和研究的医疗机构不断增加，研究病种涉及数十类，项目超过200项。据获得美国教育部认可的美国针灸及东方医学资格审核委员会（The Accreditation Commission for Acupuncture and Oriental Medicine, ACAOM）统计显示，近几十年，美国中医学院的发展迅速，所建专业学校已有几十所，并且建立了20

多个从事针灸治疗和研究的医疗中心，而且其数量还在增加。

美国针灸及东方医学资格审核委员会是1982年成立的一个非营利组织，负责全美针灸学校办学资格的认证，以及提供相关硕博士学位项目认证和管理，目前有超过60所院校通过了评估审核，其中有硕士学位或硕士水平项目认证资格的超过40所。此外，全美有多个针灸学会，创办了10余种杂志，拥有30多所针灸学院，学院在校生最多的达500人，学生主要以华裔为主，通过召开学术会议，交流研究成果，促进针灸事业的蓬勃发展。其中具有代表性的组织有美国针灸及东方医学院校理事会（Council of Colleges of Acupuncture and Oriental Medicine, CCAOM）。针灸在美国的教育、立法，以及针灸师的权利受到以上组织的保护。目前，无论从针灸的医疗资源还是就诊人群来看，针灸在美国的发展都呈现蒸蒸日上之势。

二、医院建设

全美有中医针灸诊所5 000多家，执照针灸师3万多名，大约一半是非华裔，其中的医务人员包括部分西医的工作人员和一些整脊人员。全美针灸最受欢迎的州包括加利福尼亚、纽约和佛罗里达，有上百万人接受过针灸治疗。2014年1月，中医门诊首次在美国的十佳医院——克里夫兰医学中心开设。该医院为患者提供中医药疗法，包括中草药、针灸、推拿等。值得关注的是，伴随着发展问题也同样突出，草药因为缺乏现代

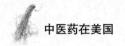

科学的疗效依据，其应用还是相对局限。

三、患者选择

据统计，40%的美国大众认可中医药的疗效，接受的人群以高收入、高学历的女性居多，所治疗的疾病以疼痛类最多，达到67%，还有一小部分更年期患者，其余的一些疾病也有涉及。

目前，针灸在美国是最受欢迎的中医治疗手段，而中草药及推拿等也在逐渐的推广中。针灸目前已经基本纳入美国的医疗保险中，但是中草药还是没有被覆盖，中医药的应用也因此受到了很大的限制，发展较为艰难。由于中药往往含有多种成分，很难说清楚各种成分的分子表达，以及各种成分发挥的具体功效，美国食品与药品管理局认为其缺乏大量的循证依据，遂对包括中药在内的天然植物药一般不予承认，因此绝大多数草药仍作为膳食补充剂而销售，只能算保健品，称不上"药"，很难被纳入医保的范围。此外，保险公司将中草药纳入保险的可能性仍然十分渺小，毫无疑问这将会影响中医药的发展。

然而，尽管没有保险的覆盖，在美国的华裔人士仍然相信传统中医药治疗。最近一项调查表明，在第一代和第二代华人移民中，分别有44%和42%的人愿意尝试使用中医药治疗。在纽约和旧金山的中国城里，风湿痛是华裔人士寻求中医治疗的一个常见病因，华裔往往运用中医治疗风湿、跌打损伤等疾病。

在美国，中医药是缺乏医疗保险庇护人群的首选方案。他们发现，与现代医疗手段相比，传统中医药更加廉价，性价比更高。即使没有保险，人均每月的中草药的治疗费用也只需要120美元左右。而对于对现代医学持有怀疑态度的人群，中医药也是其首选的替代医学治疗方案。美国的大多数州现在均有正规的中医执业人员，患者因此也能解决许多健康问题。目前在美国有一种观点被广泛接受，即如果患者一般情况尚可，无致命危险，患有以下包括后背痛、身体压力、消化不良、轻度感染、感冒、流感、支气管炎或者鼻窦炎等疾病，中医药治疗均是首选方案。如果治疗一个月到三个月，症状无明显改善，可求助于现代医学治疗。而对于更加严重的疾病的治疗，中医药也可以起到辅助治疗的作用。中西医结合治疗势必减少西药药物的用量，与西药产生协同作用，减少其毒副作用等。在疾病终末期的患者中，使用中医药手段可以改善患者的症状，减少患者对于药物的依赖。

四、科研进展

在美国，有很多临床执业医师成功地采用中西医结合的手法治疗各种急慢性疾病，中草药也被尝试治疗肿瘤和艾滋病等致命疾病。例如在迈克尔·勒纳（Michael Lerner）博士撰写的《医疗中的选择》（*Choices in Healing*）一书中写道，在美国，中医是替代医学中用来治疗肿瘤患者的最受欢迎的治疗方法，目前认为中医不仅能够治疗肿瘤疾病本身，也可以缓解肿瘤患者的症状，包括水肿和疼痛。与此同时，虽然中医对癌症因果关系的看法与西方观点有很大不同，但许多中药方剂中

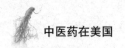

含有的成分已被证明具有治疗癌症的药理活性。中医中药治疗已经促进了一些抗癌药物的发展，如靛玉红就是从中医复方归芦荟丸中提取。

中药作为中医治疗体系中不可或缺的一环，紧紧地与中医辨证论治和整体观念理论相连。然而中药在美国的发展却不尽如人意，当然原因有很多，主要还是针对中药材的功效、安全性及合法性的考虑。中药的成分组成相对复杂，即便利用西医的基础理论和现代科学技术，中药药理的研究一时也难以突破。

美国的主流医学为西医学，而中医药作为外来的医药，被视为是补充与替代医学的一部分，但中医药历史悠久，现如今中医药事业在美国发展势头良好，在美国的发展尚有很大的潜力值得我们去挖掘。

第三节　美国中医药执业

本节主要通过介绍针灸的执业特点来阐述中医药执业过程的发展。在美国，针灸已经成为中医的代名词，针灸的疗效及安全性已经得到循证医学大量证据的支持，也是最受欢迎的中医治疗方法，很多医疗保险已经将针灸纳入医疗保险范围。而中医中的中草药受到很大的限制，还没有被覆盖在保险当中，部分药理成分较为清晰的单味中药被纳入了保健食品当中，多味中草药混合的复方处方基本上由于没有得到循证医学的支持，发展较为困难。

一、执业要求

在美国，想要治疗患者必须具有某种医疗资质，如医生、东方医学医生、执照针灸师等。从20世纪70年代开始逐渐有了针灸师的执业标准。从1972年在加州通过的第一个立法开始，其他45个州和华盛顿哥伦比亚特区也已陆续批准了针灸的执业并确定了执业要求。

美国的中医执照分为两种：一种是全美证书，由美国国家针灸与东方医学资格认证委员会（National Certification Commission of Acupuncture and Oriental Medicine, NCCAOM）颁发，包括中医、中药和针灸3种证书。其资格证书或考试成绩已成为全美45个州和华盛顿哥伦比亚特区颁发执业执照的必需文件，据此可在各州政府主管部门换取该州的执照。另一种是加利福尼亚州针灸局（California Acupuncture Board, CAB）颁发的针灸师中医执照，加利福尼亚州政府只允许持有此种执照的人在加利福尼亚州从事中医医疗活动。加利福尼亚州的执照考试要比全美的难度大，相应的学时要求也多。

想要获得中医执业资格，医者必须通过国家资格鉴定考试或州立相关考试。美国国家针灸与东方医学资格认证委员会对针灸执照的认证考试自1985年开始，首次考试以笔试为主，后来逐渐增加了穴位定位和洁针的关键技术等内容，取得针灸执照后经过官方注册才能行医。各州有不同的针灸立法，但针灸总体考试的内容基本相同，需要接受正规的中医针灸教育，再通过针灸师的资格考试。目前，美国国家针灸与东方医学资格认证委员会的资格认证主要包括了中医师、针灸师、中药师，涉及主要考试科目是"中医学基础""中药学""生物医学"，以及"针灸及腧穴定位""洁针技术"。通过全部5门科目者获中医师资格，经两名推荐人推荐并签署职业道德保证书，才能最终获得行医资格。此外，针灸工作人员除了需要掌握"生物医学"等必考专业性题目外，还需要掌握"职业纪律处分条例"和"职业道德守则"等试题，从而掌握并遵守相关职业安全、职业道德规范。

针灸理论考试内容涵盖中医基础理论、针灸、中药学和生物医学，每一科目的题目在100道左右，考试时间因题目的多少为2~3小时不等，主要有线性考试和自适应考试两种考试的形式，所谓的线性考试即传统模式的考试，而自适应考试的方式则主要为机考。计算机会智能化地根据答题的流利与正确而依次给出难度递增的题目，因此如果你在答题过程中发现题目难度逐渐增加，那么意味着你通过考试的概率较大。机考在考试结束时便能知道分数，但是在考试过程中不能回放题目，因此需要认真谨慎地对待每一个题目。

美国国家针灸与东方医学资格认证委员会理论考试以自适应考试为主，每科考试满分为100分，70分为通过分数线。考试内容包括在穴位图谱上定位腧穴等，每个科目有5次考试机会，然而单科第4次考试开始将会变得格外严格，因此需要考生在3次内通过为宜，考试总体比我国中医执业医师考试难度低，因此大约85%的人可以一次性顺利通过。认证考试通过以后，还需要通过洁针相关内容的考试，考生需要先自学由美国国家针灸与东方医学资格认证委员会出版的《针灸师洁针技术手册》（*Clean Needle Technique-Manual for Acupuncturists*），有繁体中文版、英文版、韩文版。该手册的主要内容包括针灸操作过程的消毒原则、如何进行无菌操作、如何预防传染性疾病等。考试先理论后实践，理论部分要求答对至少80%的选择题，达标之后才能参加技能考试，考生自备考试材料，共有2次考试机会，考试要求考生在考官面前完整完成针灸的规范化操作，最终由考官判定是否通过。最后的认证程序还需要把洁针考试成绩发给美国国家针灸与东方医学资格认证委员会，同时学校也需要把最终成绩单发给美国国家针灸与东方医学资格认证委员会，这两项内容均通过职业资格认证后才可以行医。

作为在美国进行针灸执业申请几乎唯一的方式，通过美国国家针灸与东方医学资格认证委员会的考试和认证使得针灸执业的全美适用性越来越强，但是因为各州之间的针灸立法有很大的差异，增加了职业资格认证普遍性和实用性的困难。例如加利福尼亚州已有较为完善的针灸执业认证制度，而其他州还没有相关法规保证中医进行针灸行医。同时，各州的立法不同也在一定程度上造成了行医资格范围的差异。

二、申请资格

美国获得针灸考试资格的途径是先接受全美承认的中医院

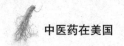

校的正规教育，完成相关理论与实践学习，然后获得申请参加美国国家针灸与东方医学资格认证委员会针灸考试的资格。此外，中国教育部的正规中医类的学校的毕业生经过论证也可以获得考试资格。

全美执照的要求相对较低，加利福尼亚州则有自己独立的执照要求，自行命题考试。加利福尼亚州针灸局的针灸执照考试要求修完的课程包括8个方面：基础科学，针灸和中医原则、理论和治疗，临床医学、患者评估和诊断，病案管理，从业管理，公共卫生，职业发展，临床实践课程。其中中医针灸理论和临床实践占比最重，要求至少2 050个小时的理论学习和950个小时的临床实习，共计3 000学时。

第四节　美国中医药立法

一、针灸立法

美国属于联邦体制国家，针灸针被列为医疗器械是美国重视针灸的体现，虽然全国尚未公布统一法规管理针灸，但已有部分州及特区确立了相应的法律进行管理。对针灸的管理主要以法律与非法律手段共行、具体采用中央和地方协同管理的模式开展。具体包括针灸医师的身份认证，以及在相应法律规定人员指导下的针灸操作。然而全美对于针灸的立法势在必行，只有这样才能更好地保证针灸操作的规范、科学、标准，保障针灸治疗的安全与疗效。

1973年1月香港著名针灸师陆易公在纽约参加医学大会时，听闻纽约的中医针灸师因无执照行医而被警察拘捕，十分震惊。之后陆易公又听闻内华达州将在4月修改法律，便与他以前的患者，一位美国退休的律师共赴内华达州，并获内华达州当地公关公司的年轻人相助，他们四处奔走，短时间内便获得15 000份同意立法的签名。为证明针灸的真实疗效，陆易公施展医术，在3周时间内诊治病患500余名，并获得了良好的疗效，被民众广泛传播。议员们在立法院与陆易公医师展开了一番论辩，对中医针灸治疗的效果确认无异议。最终，中医针灸在内华达州正式立法。

20世纪70年代，针灸在内华达州得到立法后，为其他州的针灸立法做出了示范。1974年，加利福尼亚州中医药针灸学会（California Institute of Traditional Chinese Medicine and Acupuncture, CITCMA）建立，成为全美第一个中医师团体协会，主要作用是推动社会对针灸的理解和州政府对针灸的立法。经过反复地努力，加利福尼亚州的州长杰里·布朗（Jerry Brown）在1975年签署了参议员提出的针对针灸职业合法化的SB86提案（Senate Bill 86，参议院法案86）。

随着1975年加利福尼亚州提出针灸相关法案并合法化之后，纽约、华盛顿、夏威夷等各州也陆续通过中医针灸立法。但由于当时立法限制，中医针灸师不能独立执业，只有经西医医师诊断后，给患者开出转诊证明，患者才能接受中医针灸治疗。但是中

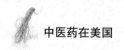

医针灸界坚持争取独立行医立法，在得克萨斯州首先打开了获得独立开业的行医权的窗口，最后经过不懈努力最终实现了目标。

《联邦食品、药品和化妆品法》（*Federal Food, Drug, and Cosmetic Act*）第355条规定，涉及药品和器具的标签中包括针灸针和设备。1973年，美国食品与药品管理局宣布针灸是一种治疗方法，由执业医师进行调查使用，直到"通过有针对性的科学证据获得有针对性的研究支持安全和治疗针灸设备"。美国食品与药品管理局当时公布了一项要求对这些装置进行标签要求的通知，其中包括以下警告："注意：限于由医疗或牙科医生直接监督下进行调查使用的试验性设备"。

1979年，加利福尼亚州AB1391法案（Assembly Bill 1391，议会法案1391）取消了必须经过西医师诊断或转诊针灸师才能诊治病患的规定，针灸师成为独立的医务工作者。1980年AB3040法案（Assembly Bill 3040，议会法案3040）扩充了针灸执业范围，从单纯针刺，延伸到电针疗法、推拿和艾灸疗法，更重要的是给予了针灸师中药处方权，并将"针灸顾问委员会"升格至"针灸考试委员会"。1984年SB2179法案（Senate Bill 2179，参议院法案2179）又通过关于健康维护组织或自身保险或残疾保险计划以外的医疗保险都必须列入可以购买针灸的医疗保险。1987年的SB840法案（Senate Bill 840，参议院法案840）将针灸医师列入了工伤保险的纳入范围。针灸被列为医用二类器械，并且美国国家卫生研究院肯定了针灸的有效性和安全性，这一举措使针灸在美国迅速得到推广应用。1999年的SB446法案（Senate Bill 446，参议院法案446）和2001年的

SB341法案（Senate Bill 341，参议院法案341）更进一步扩大中医师的执业范围，中医师可以使用营养物品、草药、药膳等，而且中医师可以使用包括植物、动物和矿物品等各种中药，并且还增加了气功、太极拳、磁疗等各种治疗手段。美国《新闻周刊》以一位面部接受针灸治疗的患者的照片为封面刊载了一组文章，阐述"替代医学"理念，这也暗示了中医药得到美国主流媒体和上层社会的认可。

2005年美国白宫文件确立了"中国传统医学"正式被纳入美国的补充和替代医疗体系的地位。同年，联邦众议员莫里斯·欣奇（Maurice Hinchey）向第109届国会提交了《联邦针灸给付法案》（*Federal Acupuncture Health Coverage Act*），要求保险公司支付针灸诊疗的费用，2006年，针对针灸工伤补偿的AB2287法案（Assembly Bill 2287，议会法案2287）的提出增添了加利福尼亚州工伤的福利范围，进一步推动了针灸相关法律的确立。

二、草药立法情况

1938年，美国联邦颁布了《食品、药品和化妆品法》。美国食品与药品管理局作为该法的执行机构，是由联邦政府授权，专门从事食品与药品管理的最高执法机关。《食品、药品和化妆品法》对于中药相关管理主要包括中药中有毒成分的法定剂量，以及药品、食品的进出口管理等。

1994年发布的有关包括中草药在内的食品补充剂指引是

美国食品与药品管理局监管中草药的开始。1995年5月28日，美国公布了一个法规，即《饮食补充剂与健康教育法案》，获美国国会参众两院通过，该文件明确植物中草药制品可以作为饮食补充剂合法进入美国市场，而中药中的矿物药、动物药不在此例，如鹿茸、麝香等中药被禁止内服和外用。此外，植物药中有明确损伤肝肾功能作用的中药也不能够被使用。

2002年，美国实施《公共卫生安全与生物恐怖预防应对法》（*Public Health Security and Bioterrorism Preparedness and Response Act*）。该法案旨在保障食品供应安全，并为应对生物恐怖主义袭击和其他危害公共卫生安全的突发事件做好准备。2003年，美国食品与药品管理局依据该法案中的相关规定又先后颁布了《食品企业注册管理条例（草案）》（*Registration of Food Facilities Under the Public Health Security and Bioterrorism Preparedness and Response Act, Draft*）、《进口食品预先通报条例（草案）》（*Advance Notification of Imported Food Under the Public Health Security and Bioterrorism Preparedness and Response Act, Draft*）、《建立与保持记录管理条例（草案）》（*Establishment and Maintenance of Records Under the Public Health Security and Bioterrorism Preparedness and Response Act, Draft*）、《供人或动物消费的食品行政扣留管理条例（草案）》（*Administrative Detention of Food for Human or Animal Consumption Under the Public Health Security and Bioterrorism Preparedness and Response Act, Draft*）四个条例。

《食品企业注册管理条例（草案）》要求提供食品相关服务的企业无论是否在美国境内，都必须在2003年12月12日前经由美国食品和药品管理局注册;《进口食品预先通报条例（草案）》要求在食品进口前，应向美国食品和药品管理局提前通报;《建立与保持记录管理条例（草案）》则要求国内相关人员须与国外企业建立和保持相关记录;《供人或动物消费的食品行政扣留管理条例（草案）》规定官方有权行政扣留有安全风险的货品。

直到2004年，美国卫生与公众服务部（Department of Health and Human Services, DHHS）、美国食品和药品管理局和其下属的药品评估与研究中心（Center for Drug Evaluation and Research, CDER）联合颁布了《植物药研制指导原则》（*Guidance for Industry Botanical Drug Products*）。

《植物药研制指导原则》阐述了植物药的一些特点，如植物药由多种混合物组成，其化学组成不完全清楚，其有效成分不够明确，生物活性仍有待进一步研究。然而植物药在人体的应用已经有很长的历史，并未发现明显的毒副作用，一些植物药产品也广泛在市场上流通，并有良好的消费者反响。基于《植物药研制指导原则》对植物药的特殊化认识，对于植物药的技术要求也应明显有别于单一化合物的化学药，这主要表现在以下方面：① 技术要求的宽松化是其临床前研究的基本特征；② 药代动力学试验的灵活性处理；③ 植物药复方制剂的特殊性对待；④ 药学技术要求的灵活性处理；⑤ 降低药理毒理学技术要求规范。

《植物药研制指导原则》为植物药进入美国市场开创了有利条件，是美国政府对中草药认识的转折点，最终承认了植物药是药品这一客观事实。

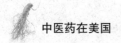

在2006年，美国食品和药品管理局和美国卫生和公众服务部联合颁布了《补充与替代医学产品及FDA管理指南》（*Guidance of Industry on Complementary and Alternative Medicine Products and Their Regulation by the Food and Drug Administration*），明确把中药归在了食品补充剂行列，作为保健用品，不能在中药产品上标明治疗疾病的作用。

中药即使作为保健品，在美国应用依然广泛，除了传统剂型，美国中医师还使用颗粒剂、胶囊剂等剂型对癌症、骨质疏松症、运动创伤、前列腺肥大、糖尿病、哮喘、肥胖症和心理障碍等许多疾病进行有效的治疗，深受大众喜爱。

为了使中药通过美国食品和药品管理局的审查，目前已有中医药研究者尝试使用临床双盲随机对照试验，验证中医药的疗效，并希望能获得美国食品和药品管理局审批的新药临床试验许可证。但由于目前完成Ⅲ期临床试验，并被美国食品和药品管理局认可上市的复方中药屈指可数，主要有以下药品获得在美国进行临床试验的许可："汉方小柴胡汤""桂枝茯苓胶囊""活络效灵丹"等。

第五节　美国中医药医疗保险

美国推行的医疗保险体制不同于其他发达国家，是当今世界上较为先进成熟的医疗保健模式，该模式以市场为导向，创建了管理式医疗体系。

一、医疗体系

20世纪70—80年代的美国，为了解决日益增长的医疗费用，医疗保险采取向投保人提高医保费用等措施，但这并不能有效地解决实际问题。因为企业主们发现，医疗费用的不断上涨会直接增加企业自身的成本。许多企业将其所需要的医疗服务、资金的支出情况同医疗保险、医疗服务者进行了有效的结合，并签订了合作战略协议，制订了各种医疗服务的具体计划，开始了医疗管理模式的转变，主要目的是降低医疗服务的成本。这种模式为政府医疗卫生保健计划的改革提供了重要思路，也有效地抑制了医疗保险费用的快速增长。这种模式覆盖老人、军人、穷人、政府官员、企业员工等人群的福利计划，已经成为美国医疗保险的主要形式。

由于美国的宪法并没有明确地规定政府应有的医疗责任，人们只能自己支付医疗费用，或者购买医疗保险。医疗保险的费用十分昂贵，而且以市场为导向的医疗保险组织对医院的制约度很大。因为住院费用昂贵，保险公司会想尽办法降低患者住院天数，并要求急性病患者在治疗进入恢复期后，就进行转诊治疗，从而最大限度地降低医保的费用。

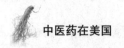

二、中医药医保

经过业内人士长达40年的不懈争取，针灸的疗效在国际上获得越来越多的认可，目前在美国50个州和1个特区中，针灸已在46个州和哥伦比亚特区合法化。只要个人或者企业加入相应的针灸保险，就可以按照规定次数对针灸费用进行保险。

2012年6月28日，美国最高法院投票支持了《经济适用医疗保险法案》（*Economic Application of Medical Insurance Act*）的宪法合法性。在加利福尼亚等州，从2014年1月1日起生效的《患者保护与平价医疗法案》，规定保险公司必须在新计划中纳入针灸。对许多从业者来说，将针灸列为强制性保险项目，验证了针灸的有效性，使他们在工作中更受认可。按照目前的医疗保险规定，保险公司已经将针灸加入到包括烟草戒烟、视力筛选等必须为患者提供的保障中，如果不加入针灸，该保险就不能实施。

与针灸相比，目前保险公司对于中草药的使用覆盖则很少。由于受到临床试验的制约，中药又往往含有多种成分，很难说清楚各种成分的分子表达，以及各种成分发挥的具体功效，所以美国食品和药品管理局对包括中药在内的天然植物药一般不予以承认。目前美国尽管有部分草药，但绝大多数草药仍作为膳食补充剂销售，只能算食品或饮品，称不上"药"，很难被纳入医保的范围。

　　如今美国愿意使用草药的人在不断增多，草药制品也呈现逐年递增的趋势，美国和中药相关的中药店和保健品店超过了 10 000 多家，5% 以上的患者用过不同的天然药物，其中 80% 以上的人在治疗过程中服用中药。中医药这种替代疗法是很多没有医疗保险的人群会选择的重要治疗方法。他们发现，与现代医疗手段比较，传统中医药更加廉价、性价比更高。但由于各保险公司并未将其纳入医保范围，中草药在美国的发展还是处于举步维艰的尴尬境地。

第三章

美国中医教育与科研

第一节　中医教育模式

从20世纪70年代开始，即在1972年尼克松总统访华时期掀起新的一股"针灸热"之后，中医正式打开了走向美国的大门，此时的美国中医教育以师带徒形式为主，多局限于私人诊所。80年代随着美国中医药市场的发展，中医院校逐渐增多。90年代后，西医相关的继续教育中也陆续出现了中医药的教育。美国国家卫生研究院在1996年设立了中医博士后项目，表明美国中医药教育模式已基本完善。

一、中医硕士教育

首先，美国的中医教育作为医学专业教育的一部分，学生必须先完成本科教育，在此基础上才能继续学习中医专业，因而美国中医教育中的入门教育即硕士教育，无本科教育。招生时根据规定，须拥有大学本科2年以上学历或大专学历，在大学2年预科的基础上，再学3～4年毕业后即可取得硕士学位。所以硕士作为美国中医教育中的基础教育，主要包括针灸硕士和中医硕士，其中针灸硕士（Master in Acupuncture）一般需要3年的学习时间；中医硕士（包括针灸和中药，Master

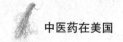

in Oriental Medicine）则需要4年的时间，其中包括1年的临床实习。

相较国内的中医教育，美国的中医教育强调培养学生的独立操作能力，学生需要自己独立完成接诊、建立病历档案、收费等所有步骤，自主性更强。临床带教老师只负责监督和指导，不会代替学生进行诊断或者治疗，从而使得学生达到独立行医的基本标准，掌握相关的经济管理能力。

二、中医博士教育

2005年，美国针灸及东方医学资格审核委员会开始接受针灸院系临床博士教学的申请，2007年首次通过了第一所学校的博士教育项目，自此开始了美国中医的博士教育。博士学位作为在获得硕士学位基础上的进一步学习，需要对学生进行为期2年的临床技能实训，包括中医药对专科病的研究技能，通过2～3年制的博士班课程，则可获得博士学位。目前，越来越多的博士教育学校接受并通过了美国针灸及东方医学资格审核委员会的审核，全美约有9所大学开设了美国针灸及东方医学资格审核委员会的针灸与东方医学博士认证课程，其中加利福尼亚州就有7所。

三、博士后教育

美国国家卫生研究院的替代医学博士后项目是为鼓励美

国的医生开展替代医学方面的高水准研究而开设。其申请资格是建立在获得博士学位的基础之上，主要研究的是生物医学的领域，一般为期3年，中医教育（针灸和中药）在这些替代医学项目中占比很大。美国国家卫生研究院替代医学博士后项目的教育目标在于培养替代医学，包括中医方面的高级研究人才，这在美国产生了很大影响。

四、其他中医教育模式

其他中医教育模式主要包括继续教育和师带徒教育两类模式。在美国，取得中医或针灸执照后，行医期间还需保持应有的继续教育。美国国家针灸与东方医学资格认证委员会颁发的证书要求每4年必须参加至少60小时的再教育。另外，越来越多的美国著名医学院想要在继续教育课程中加入中医医疗技术。例如，各高校相继成立替代补充医学中心，举办的替代医学继续教育课程也吸引了众多西医师前来参加。师带徒教育这种形式在当下已逐渐萎缩并渐渐被取代，现如今被认可的程序也较为复杂。

五、中美中医教育模式比较

中医药作为外来医药属于补充与替代医学范畴，补充与替代医学在美国是指美国主流医学之外的多种保健、治疗体系或方法的统称。其中又主要包括了传统医学、补充医学与替代医学，分别指的是传统古老的医学体系中的医疗实践、与主流医学共同使用的医疗手段和替代常规医疗而用于临床诊疗的方法。近年来，接受补充与替代医学治疗的美国人逐年增加，其迅猛的增长态势也令很多医生和医院对这一学科领域产生了浓厚的兴趣。特别是在传统西医无法治愈慢性病和疑难病患者的情况下，西医师们开始寻求补充与替代医学来缓解或治疗疾患。对中医及针灸需求的不断增长带动了中医教育，教育的发展又为中医的推广提供了保障，使得两者互相依存、互为推动。

具体来说，美国中医院校的教学目的明确，以学生能顺利通过执照考试为主要目的，并培养其今后的执业能力。教学的课程设置、临床实践课程的流程及应试教学内容的设置全部围绕有关美国国家针灸与东方医学资格认证委员会或加利福尼亚针灸局的执照考试规定进行。因为加利福尼亚州立法只承认本地所颁发的针灸执照，而其他拥有中医立法的各州则只承认全美的针灸或中医师执照，所以美国的中医院校根据所在州法律许可的不同，进行有针对性的中医药教学。

相较而言，我国的中医药院校尚未直接围绕中医师执照考试内容进行教育课程设置，相信随着中医住院医师临床培训制度的实行，在这方面的教学会逐步加强。国内中医药院校主要注重学历和学位的培养，课程设置除中医药及基础科学的内容外，还有体育、外语、哲学等多种内容；专业设置方面除传统的中医、中药、针灸、推拿外，还衍生出康复、护理、中西医临床医学、药学等多种专业。因此，中美中医药教育的最大差异就在于毕业后是否从事中医医疗行业，美国的中医教育是类似于职业培训的专才教育，而国内的中医教育则是类似于综合大学的通才教育。两种不同教学模式，最终的职业走向也大相径庭。美国中医院校的毕业生在取得执照后，大多数都会从事中医医疗事业，其中大部分会自己开办或参与他人开办的私人中医诊所，还有一部分则从事中医教学方面的工作。国内中医药院校的毕业生因为大学本科教学内容较为宽泛，少有学生会深入学习中医经典，临床实践方面也较少，所以很大一部分会改行从事其他职业，只有少部分优秀的学生会继续进入临床培训或研究生培养。

六、中医行医要求

美国中医院校毕业后的学生要想行医，必须通过医师资格考试并向所在州申请注册获得执照后方可行医。由于美国各州都有各州相应的中医立法，所以美国的中医执照分为两种，一种是由1982年美国国家官方认证机构认证成立的美国国家针灸与东方医学资格认证委员会颁发的全美证书，该组织是一个独立的非营利性机构，负责美国中医师、针灸师的资格考试和认证。该组织作为美国官方承认的中医药从业资格及认定管理组织，在大多数州获得认可。目前为止，美国50个州中已有40多个州获得立法批准可以颁发针灸执照，并要求医师按时完成继续教育项目。该组织颁发的证书包括中医、中药及针灸3种，获得证书后可以在各州政府主管部门换取该州的执照。另一种则是加利福尼亚州针灸局独立颁发的针灸师中医执

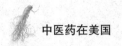

照，加利福尼亚州政府只允许此种执照在本州从事中医活动，中医师必须获得该执照后才能进行中医诊疗。此外，美国国家针灸与东方医学资格认证委员会资格考试认证在加拿大等北美国家也被接受，是当地行医的首要条件。2011年，美国国家针灸与东方医学资格认证委员会的中医师考试进入中国，中国考生可在英语、韩语、中文3种语言中任意选择考试的语言种类，申请并参加考试，取得美国执业资格。

根据规定，申请参加美国国家针灸与东方医学资格认证委员会资格考试对于教育学时、训导课程、临床实践有相应的具体时限要求。全美执照的学习要求相对较低，主要分为4部分的学时要求，即基础科学需要450个小时，中医和针灸理论课程705个小时，其他（临床医学评估、从业管理等）90个小时。加利福尼亚州针灸局的针灸执照考试则要求包括8个方面，其中尤以中医针灸理论和临床实践占比最重，要求至少2 050个小时的理论学习和950个小时的临床实习，共计3 000学时。因为各州对针灸中医药的立法情况不同，所以只要在所在州获得认可，其他中医学院的毕业生可以参加所在州的针灸师资格考试。比如，加利福尼亚州就有本州的针灸认证系统，得到30多所学校承认。

七、中医教育现状

2001年始，师带徒教育被取缔，正规的针灸教育已经逐步成为美国唯一一种可获得官方考试资格的途径。2004

年，美国加利福尼亚州参议院通过《针灸教育标准法案》（*Education Standards Act of Acupuncture*），该法案规定，自2005年起，中医师须修满4 000学时以上的针灸中医课程才能拥有获取加利福尼亚州针灸师执照的资格。此外，在其他州针灸的合法化也在有条不紊地进行中，预计随着社会对中医和针灸需求的推动，相关法律法规将逐渐趋于统一和完善。

虽然美国成立了众多的中医针灸学院，但中医教育实际上并未被纳入正规的医学教育体系，在美国著名高校的医学院里往往都只是作为补充替代医学的选修课程或以讲座的形式存在，并且在教育质量和时间安排上仍不尽如人意。例如硕士学位制度很难快速满足一名中医师或针灸师的需求，缺乏"辨证施治"的治疗原则；在针灸课程设置中，也偏重于针灸扎针等操作，忽略了基础理论系统的教育讲解，包括阴阳五行、脏腑经络等学说。相较国内中医药院校学制、学历、学位的全面建设，专业和方向的开设涵盖与中医相关的绝大部分内容，美国的中医院校在这些方面应该说还相当薄弱，这与在美国中医药作为外来医药未能获得重视及建设周期过短有关。

总的来说，中医针灸进入美国的40多年，中医药在美国的教育方面谱写了相当恢宏壮丽的篇章。20年前新墨西哥州圣菲市城的介绍中就呈现了该城市人口基数少，针灸覆盖率高的特征。经济基础决定上层建筑，因此分散的状态决定了美国中医教育模式呈现如下特点：第一，任何一家中医方面的公司都处于原子式的发展阶段，在美国影响力较小；第二，市场不稳定使美国的中医教育难有长远发展的计划；第三，美

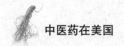

国多元文化导致各国针灸在美国市场并存；第四，遵从传统的教学方式，注重从经典中寻求智慧，多以小规模的中医学院，注重课堂手把手、一对一教学模式进行；第五，学生来源的多样性，美国中医学院的学生来源于各行各业，很多都是因为接触中医产生兴趣才来进行学习。还有就是在美国中医教育中尤为突显的一点是，理论与临床结合紧密，学生一般上午上着理论课下午就去临床观察或实习，多数院校都有自己的诊所。在美国，完全的市场导向性使得中医及针灸的教育更多地趋向技术功利性，对于进入医院的针灸师亦是如此。因而，对中医基础理论及经典方面的理解较为缺乏，由于文化差异的因素，这方面也很难避免。

第二节　中医院校概况

　　1975年，美国建立了第一所针灸学校——新英格兰针灸学院（New England School of Acupuncture, NESA），位于东海岸的马萨诸塞州。此时全国的针灸学校屈指可数，还存在师带徒形式的中医针灸教育，直到20世纪80年代，美国的院校教育才进入了迅猛发展时期，加利福尼亚、纽约等地都纷纷创建了中医院校。

　　目前，美国中医及针灸师培养的主要方式依然是中医院校培养。20世纪80年代至今，短短的30多年时间里，在美国成立的中医学院已超过80所，从事针灸治疗和研究的医疗中心也已经有20多个，而且其数量还在不断增加。而通过美国针灸及东方医学资格审核委员会评估审核认可的中医院校约有47所，获得加利福尼亚州针灸认证系统承认的学校则为36所左右。

　　下面就具体介绍一下美国的一些中医院校。美国中医院校的名称各有不同，一般称为中医学院、针灸学院或东方医学院。这些中医院校每年培养2 000余名中医师针灸师，学历层次包括中医学士、硕士、博士不同等级。学院大小规模不一，较大如新英格兰针灸学院、纽约中医学院（New York Institute of Chinese Medicine, NYICM）、美洲中医学院（American College of Traditional Chinese Medicine, ACTCM）、南罗大学（South Bay University, SBU）、太平洋东方医学学院（Pacific College of Oriental Medicine, PCOM）等，这些院校主要分布在历史悠久、教育资本雄厚的东部地区，各校人数500名左右；中等规模院校的学生数则在300名左右；小规模的院校则只有30～100名不等的学生，散布在美国各地。

　　除中医院校外，旧金山的加利福尼亚大学早在1985年就正式成立了全美第一个中医学系，这是大型美国本土大学开展正规、系统中医教育的标志。1986年6月6日，加利福尼亚大学伯克利分校植物园的中药园圃开园，3 000多平方米的占地面积，190余种的中药药物，这也标志着中药第一次正式被引进美国高等学府。之后，哈佛、耶鲁、斯坦福等著名大学也都相继开设中医理论和针灸等课程。

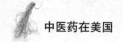

美国中医学院课程教育的设置，最主要的是硕士教育，学制一般为3年。在3年中，要完成理论课程与实践课程的相应课时。美国的中医院校大都有各自的临床训练基地以供学生学习，其中部分院校还会与国内中医药大学进行合作，安排他们的学生来中国的中医院进行短期的临床实习。美国中医药院校上课形式时间比较自由，以学分制为主，修满学分即可毕业。中医类的课程主要是翻译而来，一般由中国来的教师授课，现代医学部分则选用本土师资力量。开设的西医课程涵盖了基础医学如解剖、生理、生化、病理等，中医课程则以中医基础、经络腧穴、刺法灸法等为主。这些课程有的设为必修课，有的则为选修课。

下面就具体介绍下美国较为有名的中医院校的相关情况。

一、新英格兰针灸学院

新英格兰针灸学院是美国继尼克松访华之后，基于"针灸热"而成立的历史最悠久的中医学院。该学校师资力量雄厚，它的创始人苏天佑医生病逝后，他当年的学生有很多现在还活跃于美国中医界。该学校可以提供被美国教育部承认的两种硕士学位，即针灸硕士学位和中医硕士学位。

针灸硕士学位设置的专业有中国针灸、中国针灸＋日本针灸、中国针灸＋疼痛、中国针灸＋日本针灸＋疼痛。

中医硕士学位的专业包括中国针灸＋中药学、中国针灸＋中药学＋疼痛、中国针灸＋日本针灸＋中药学、中国针灸＋日本针灸＋中药学＋疼痛专业。其中专业方向的设置主要包括中国针灸专业，核心课程即中国针灸，是所有学生的基础必修课。教学方面基本上是以中国大多数的中医学院教学作为参考，有中医基础理论、针灸学、中医诊断学等。

日本针灸专业的课程包括中国针灸基础和日本针灸课。日本针灸以针细、刺法轻浅、针感较弱、痛感较轻为特点，根植于中国古代针灸，强调触诊和腹诊，达到整体平衡。中药学专业以国内的中医学院课程设置为参考，涉及涵盖各方面的常见病、多发病的诊断治疗等内容。在实习阶段，需要在老师的指导下，用针灸和中药进行诊断和治疗。全日制学生最少需要3年完成上述2个方向的学习，然后最终才能获得学位。疼痛专业与塔夫兹大学医学院合办，学生在校学习期间可同时在塔夫兹大学医学院学习有关疼痛的科研、教育、公共卫生政策等方面的课程。全日制学生通常需要4年才能完成学业。

二、纽约中医学院

纽约中医学院是美国东岸以中国传统医学为特色的一所高等中医针灸学府。建校20多年来一直保持"原汁原味"的特色，校训为"仁爱、传承、融汇、启新"，教育方向秉持"汲取中华传统医学精髓、跻身美国保健体系"，以雄厚的师资条件和严谨的教学方式享誉美国的中医针灸教育界。

纽约中医学院硕士教育设有3年制针灸硕士与4年制东方医学硕士课程，课程设置包括针对执业针灸师的为期一年半的

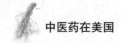

中药证书课程。该校在美国联邦教育部官方唯一认可的鉴定组织美国针灸及东方医学资格审核委员会连年获得鉴定立案，其文凭获得全国范围认可，毕业生有资格申请纽约及其他获得法案认可的40余州的针灸执照。学校接受国际学生，可以签发I-20表；同时学生可以根据学籍申请贷款及助学金。

作为美国东部知名的中医院校，纽约中医学院教师都经过严格遴选，师资力量不言而喻。教师中有多人获得博士学位，其中多位教授中医基础理论与针灸课程和临床带教的老师毕业于中国国内中医院校，这里面还包括了来自国内中西医结合专业的学者，学院教师的平均执业时间超过了20年，在美国执业的平均时间将近10年，在全美针灸学校中师资力量名列前茅。学校恪守传统中医教育体系，由经验丰富的教师通过小班教学进行培训，采用全英语教学，因此只有专业知识基础和英语能力兼备才能够入学。临床实践教学方面，该校在长岛设有大型教学门诊部，在曼哈顿也有临床教学中心，纽约州立大学法明岱尔校区也开设了针灸门诊，从而为学生们的临床实践提供了坚实的硬件基础。

三、美洲中医学院

美洲中医学院是加利福尼亚州许可证考试和国家考试都承认的院校。毕业校友多是业内的成功人士，他们或是受人尊敬的医疗从业者，或是作家、教师。美洲中医学院有较高的入学门槛，学校为学生安排多种富有挑战的课程，该校实行小班制以确保教学质量，这也是学校受美国大众喜爱的原因之一。

美洲中医学院建于1980年，位于旧金山港湾，是第一家得到美国国家认可，可授予针灸和东方医学博士学位的学院，美洲中医学院开办的中医硕士学位课程和针灸及东方医学博士课程都是经过美国针灸及东方医学资格审核委员会鉴定认可的。学院根据《加利福尼亚州教育法》（*California Education Code*）第94897节规定，获得加利福尼亚州私立高等教育局（Bureau for Private Postsecondary Education, BPPE）的授权合法经营，并通过加利福尼亚州针灸局审批，因此该校的中医学硕士毕业生有资格参加加利福尼亚州针灸执业资格考试，中医硕士学位的综合性课程也符合大部分州对针灸和东方医学从业者的执业资格证要求，毕业生可直接参加考试，通过考试后可以得到美国国家针灸与东方医学资格认证委员会的证书。各州之间对执业资格证的要求各不相同，想要申请执业资格证的学生，最好先联系其实习地所在州的适当机构咨询清楚执业资格证的要求。

美洲中医学院的认证课程，如推拿、指压及针对公众的入门课程，为学生、专业人士以及普通大众提供了更多的学习机会。学院有自己的中药和针灸诊所，在学院外也有一些临床基地，可以为学生提供各种实习培训，还能为社会提供价格实惠的医疗保健服务。

四、南罗大学

南罗大学成立于1977年，是洛杉矶市的一所中等教育机

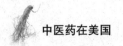

构。南罗大学共有三所学院：针灸学院、东方医学学院和工商管理学院。南罗大学在1982年春天搬到了加利福尼亚州的格林夫园，成为一个非营利性的公益机构，并在1994年秋天再次搬到了位于加利福尼亚州的阿纳海姆。1997年，学校分为两所独立的院校。南罗大学作为经过认证的针灸和东方医学学院继续成长，现已成为美国最大和最负盛名的中医学校之一。

南罗大学是一个私人机构，获加利福尼亚州私立高等教育局批准经营，符合2009年规定的"加利福尼亚州私人后期教育"国家标准（National Standard of "California Private Post Education"）。针灸和东方医学科学硕士及博士得到加利福尼亚针灸局和美国针灸及东方医学资格审核委员会的体系认证，参加硕士和博士课程的学生有资格获得1965年《高等教育法》（*Higher Education Act*）第4卷授权的学生资助计划，课程被批准用于培训退伍军人和其他合格人员，并拥有美国移民规划局（Immigration and Naturalization Service, INS）授权处理的I-20表，使国际学生可申请获得F1学生签证。

南罗大学以学生为中心，将学生作为教育和培训的核心价值，提倡身心的和谐，以及生命与自然的和谐，这也是针灸和东方医学的理论基础。南罗大学将价值、和平主义与专业主义作为三个主要目标。价值方面是指南罗大学鼓励学生对自己的价值判断进行批判性审视，不断发现获取知识所依据的真实价值观，学院的教育价值就在于指导学生发现这些价值观并获取知识。和平主义体现在该学院使自己成为不同文化和价值观汇聚的场所，给多元文化提供相互理解与合作的机会。因此，南罗大学鼓励学生们学习不同的文化，了解他人信仰，欢迎国际学生入学，提供了一个文化融合的良好文化氛围，教育体验得到国际公认的学习环境。专业主义则是在于该校致力于通过医疗保健领域高度专业化的课程来帮助学生实现专业卓越的目标，为学生提供专业发展的机会，实现专业优势，以及获得令人满意的职业生涯，并最终对社会做出贡献。

五、太平洋东方医学院

1986年，太平洋东方医学院始建于圣地亚哥，是一所私立的、以营利为目的的大学。学校分为3个校区，分别为圣地亚哥校区、纽约校区和芝加哥校区，其中纽约校区于1993年创建，2001年创建芝加哥校区。学校拥有教师200多人，管理人员100多人，每年包括全职与非全职的在校学生共超1 200人次。太平洋东方医学院提供不同教育阶段的课程，专业方向以针灸和按摩为代表的东方医学和身体治疗为主，学生来自世界各地。开设的专科专业有人体健康学、按摩疗法的应用研究、按摩疗法与亚洲医学研究。本科专业有亚洲整体健康按摩、整体护理。硕士专业有针灸疗法、东方传统医学。同时还开设博士专业针灸和东方医学，其中博士课程教育项目位于圣地亚哥校区，太平洋东方医学院是第一批得到美国针灸及东方医学资格审核委员会认证博士课程项目的学校之一。

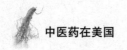

纽约分校区专门设有针灸推拿临床中心，是临床教学与实习的基地。学完相应的规定课时，满足相应的证书要求，可报考美国全国治疗性推拿师协会（National Certification Board for Therapeutic Message Bodywork, NCBTMB）和美国国家针灸与东方医学资格认证委员会的考试。太平洋东方医学院所开设的培训获得了官方的补助和大众的喜爱。

第三节　中医科研机构

一、独立从事中医药的科研单位

1992年，美国替代医学办公室成立。5年后，美国国家卫生研究院举行了一次针灸听证会，听证会得到的结论是针灸已经有了部分科学研究证明其治疗的有效性和安全性，但是循证医学论证需要进一步加强。1998年，美国替代医学办公室改为国家补充与替代医学中心，其主要目的是阐明替代医学的机理，用科学的方式向大众呈现正确的信息。该中心为中医药研究项目尤其是针灸研究为主提供强有力的资金保障，促进了中医药替代医学在美国的发展。在美国，除国家补充与替代医学中心外，还有美国中医研究所（American Institute of Traditional Chinese Medicine, AITCM）、加利福尼亚针灸委员会（California

Acupuncture Committee, CAC）等科研机构从事着针灸、中医药的研究。

二、教育机构中设立的中医药研究中心

在美国，中医药的研究中心在多所著名大学中都有设立，目的是推动补充替代医学的进一步发展，例如斯坦福大学的中药科学研究中心和东西方保健艺术气功研究所。许多研究中心都得到了广泛有力的资助，在主要研究针灸的基础上，近年来也向中医药靠拢，每个研究项目都有相应的国家补助以及专业人员的指导。一些重要的课题在各研究中心有条不紊地进行并取得了一定的研究成果，例如《中国中医药年鉴 2013（行政卷）》中报道的纽约爱因斯坦医学院协作中心主攻的"中药治疗哮喘和过敏"的研究课题，其研制的复方中药已经获得美国食品与药品管理局批准进入Ⅲ期临床试验。同时该地区的癌症研究中心也取得了可喜可贺的成就。其他针灸对于骨性关节炎、戒烟、戒酒的研究也突飞猛进。这些研究中心都以高等院校为依托，促进了中医药在美国的蓬勃发展。

三、医院内开展中医药的研究

目前，美国对于针灸的研究项目开展了多方面的支持，充分说明了对于该替代疗法的重视，主要涉及冠心病、关节炎、

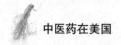

癌症等常见病、多发病的研究。尤其是美国国家癌症研究所（National Cancer Institute, NCI）近来逐渐加大了对中医治疗癌症的相关研究的投入。美国国家癌症研究所为更好地服务于本土医学的发展，重视全世界的传统医学文献研究，为美国补充与替代医学研究提供了强有力的数据支持。此外，该研究所考虑大众的接受能力，还以通俗易懂的方式为大家呈现补充与替代医学的最新研究。该研究所成立的委员会通过收集、整理、评价癌症的相关科研动态，为医生和患者都提供了强有力的帮助。

四、美国中医科学院

2014年10月5日，由美国中医师在洛杉矶举行的第39届加利福尼亚州针灸立法节暨美国中医科学院（American Academy of Chinese Medical Sciences, AACMS）成立大会上，联合成立了一个科研机构专门从事中医药的教育与科研，旨在通过团结一切可以团结的中医力量，致力于亚健康的科学研究，结合现代科学解释传播中医药的理论精髓，为亚健康的诊治提供一个全新思路。

美国中医科学院分设许多分院，研究范围包括针灸、中药、方剂、手法、临床医学等。吴宝林、陈炯时、杨文玲等专家作为创院院士，致力研究中医药科研与教学，探索亚健康的实质。针灸在20世纪70年代在加利福尼亚州的合法化成为中医药在美国的起点，现如今中医药的疗效逐渐被全美关注，

2013年开始，针灸被纳入基本医疗范围，有了医保的保障，奥巴马医改也涉及了对于中医药及针灸等替代医学的歧视问题。美国现有许多州已经承认针灸的法律效力。此外，全美中医药学会（American Traditional Chinese Medicine Association, ATCMA）等中医药学会也都开展了中医针灸临床方面相关的科研工作。

五、中医院校科研部

在一些中医药院校，例如，新英格兰针灸学院也成立了自己的科研部，科研能力不断增强，在2003年，新英格兰针灸学院击败其他中医科研单位，从美国国家卫生研究院申得320万美元的科研基金，成立了第一家针灸和替代医学科研中心。2009年从美国国防部申请到100万美元的科研经费用于研究海湾战争综合征的针灸治疗。由于新英格兰针灸学院位于历史名城波士顿，当地名校众多，各医学研究机构技术力量都很雄厚，也为新英格兰针灸学院和其他西医院校的合作提供了条件。大波士顿地区有多个医疗科研机构，包括哈佛大学医学院、哈佛大学癌症研究中心、波士顿儿童医院、马萨诸塞州州立医院、塔夫茨医学院等，都与新英格兰针灸学院建立了科研合作关系。

目前，就美国对于针刺研究的发展层面，主要包括以下特点：一是大量临床随机对照试验文章的发表，为循证医学与针灸的结合提供了依据；二是广泛应用先进的科技手段，包

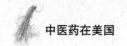

括核磁共振等技术，对针刺机理进行了更加深入的研究；三是对一些暂时无法获得解释的阴性结果进行比较客观地分析和探讨。

中草药的研究在美国发展则较为缓慢。虽然美国国家卫生研究院研究表明，食品补充剂的使用逐年上升，但在中草药方面主要限于单味草药的应用，而没有传统中医的中药复方使用。美国国家卫生研究院研究项目多投放到单味药或是对药物中某有效成分的研究，缺乏高质量的临床试验对中药复方研究的报道。最后能通过美国食品与药品管理局认证的中药产品更是十分稀少。

美国重视中医药、针灸的科研创新，从针灸被美国社会肯定开始，中医药领域得到了全美医学界的高度关注，国家投入大量人力、物力进行长达3～5年的相关课题研究，最终将得到一定可观的科研成果。

第四节　中医专业杂志

目前收录传统中医药的期刊总体水平不好，影响力有待进一步提高，其中与植物药、天然药物相关的文章见刊的更多，影响因子也更高，这主要在于其科研思路方法与主流医学相接近有关。在美国，有近10家中医、针灸类杂志，其中较著名的有以下几种。

一、《美国中医药杂志》(*American Journal of Chinese Medicine*)

《美国中医药杂志》由美国伊斯特兰出版社(Eastland Press)出版,是研究东西方比较医学的杂志,该杂志对于中国大陆投稿录用率低,同时投稿周期较长,对英文的文字表达要求较高,主要收录气功、针灸和中药方面的研究,该刊物对于土著医疗技术、传统医学理论、对全球卫生政策可能产生影响的比较医学都比较关注,同时该杂志稿约范围较特别的地方,就是把古今一些有中医特色的内容拿来发表。《美国中医药杂志》由太平洋东方医学院销售,是全世界了解美国中医药科研最新动态的第一刊物。

二、《替代医学评论》(*Alternative Medicine Review*)

《替代医学评论》自1996年以来连续出版,是同行评议中指数领先的杂志,也是全科医学与补充医学子行业的顶级杂志。该杂志旨在共享补充、替代医学领域的信息,为相关人员提供正确、及时的各类文章的概要和综述。除了在官网上可以查阅所有存档的文章、专著和社论的免费全文外,还可在美国《医学索引》(*Index Medicus*),数据库MEDLINE(PubMed检索系统提供免费检索)、EMBASE、CINAHL、Current Contents、

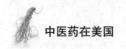

Clinical Medicine，《科学引文索引扩展版》（*Science Citation Index Expanded*, SCIE），以及《期刊引证报告》（*Journal Citation Reports*, JCR）科学版上查阅。

《替代医学评论》自1999年以来，每年都被列为替代和补充医学类别中影响因子最高的期刊。

三、《替代补充医学杂志》（ *Journal of Alternative and Complementary Medicine* ）

《替代补充医学杂志》，双月刊。该期刊是SCI核心期刊，影响较广，但是关于中国地区的中医药研究较少是其不足之处。

该杂志是引领同行评议实践与政策研究的杂志，为补充和替代医学评估与整合纳入主流医学的实践提供科学的研究。该杂志还提供直接影响患者护理疗法、方案和策略的原创研究，比如关于抗生素药物领域治疗的观察和分析报告，从而提高疗效。

四、《保健和医学替代疗法》（ *Alternative Therapies in Health and Medicine* ）

《保健和医学替代疗法》，双月刊，稿件处理时间为3～6个月。在1995年推出"健康和医学替代疗法"论坛，用于分享有关替代疗法在防治疾病和促进健康方面的实际应用信息。该杂志认为所有促进人体物理和人际关系的有效方法都适用于研究与评估，而不仅仅是某一特定的疗法。相对其他杂志来说，该期刊虽然收录了包括气功、针灸、中药和藏医等范围广泛的研究，然而中国地区纳入对象较少，录用较困难。

第五节　中医药学会团体

美国中医药界的学术团体较多，这些中医学术组织对美国中医药的发展起到了巨大的推动作用。同时，官方认定的这些中医药学会团体包括中医、针灸学会或基金会等承担起了一定的行政管理职能。相关的组织有参与美国医疗政策制定的美国针灸与东方医学院校理事会，对教育标准进行评定与监督的美国针灸及东方医学资格审核委员会，以及负责监管证书考试的国家针灸与东方医学资格认证委员会。三者相辅相成，包括中医药领域政策的制定，以及对政策的审核、评定，最后由国家针灸与东方医学资格认证委员会根据美国针灸及东方医学资格审核委员会的标准对院校毕业的中医师进行考核。

美国的针灸教育审核单位包括美国针灸及东方医学资格审核委员会和区域大学审核委员会（Regional Association of College, RAC），两者各司其职，相互促进。2009年12月15日，美国得克萨斯州的奥斯汀东方医学院（Academy of Oriental Medicine Austin, AOMA）经过3年多的审查，被南部大学委员

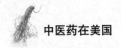

会（Southern Association of College and School, SACS）承认。这是第一所既通过美国针灸及东方医学资格审核委员会审核，又通过区域大学审核委员会审批的中医院校，标志着该院校进入主流教育，奥斯汀东方医学院在这方面做了表率，其他学校也会跟进。

此外，美国其他的针灸学会和基金会，每年会在不同地区召开国际性学术会议，进行研究成果的交流。其中比较著名的主要有美国传统中医药协会（American Association of Traditional Chinese Medicine, AATCM）、美国中医药针灸学会（American Traditional Chinese Medicine Society, ATCMS）、全美中医药学会（American Traditional Chinese Medicine Association, ATCMA）、美国中医校友联合会（Traditional Chinese Medicine American Alumni Association, TCMAAA）、美国传统针灸基金会（Traditional Acupuncture Foundation, TAF）、美国中医药开发协会（Sino-American Pharmaceutical Professional Association, SAPPA）、美国全国治疗性推拿师协会（National Association of Therapeutic Massage, NATM）、美国国际整体医学研究所（United States International Institute of Medical Sciences, USIIMS）、美国麻州中医学会（Massachusetts Traditional Chinese Medicine Society, MTCMS）、美国加利福尼亚州中医师联合总会（California Association of Chinese Herbalists, CACH）、美国中医药学研究院（American Institute of Traditional Chinese Medicine, AITCM）、纽约中医中心（New York Chinese Medicine Center, NYCMC）、华盛顿特区中医针灸学会（Washington, D.C. Chinese Acupuncture Society, WDCCAS）、美国

中西整合医药学会（U.S. Chinese and Western Integrative Medicine Society, USCWIMS）、美国国际中医推拿手法学会（American International Association of Chinese Massage, AIACM）、美国纽约东西中医药针灸联合会（New York East-West Chinese Medicine and Acupuncture Association, NYEWCMAA）等。

一、美国传统中医药协会

　　该协会成立较早，由美国著名华人侨领、著名社会活动家乌巴特尔先生于2000年注册成立。乌巴特尔先生作为在国际上弘扬中国传统中医药文化的先驱，使中医药产品第一次通过美国食品与药品管理局的认定，在将中医药产品推向美国市场的过程中立下汗马功劳。协会以解决中医药相关法律问题为宗旨，培养了大批国际中医药人才，主要从事以下几方面业务：① 中医药产品的国际认证与代办业务、申请新药业务；② 代办产品生产质量管理规范认证，负责在美国食品与药品管理局登记注册业务；③ 与美国高校合作，培养健康领域的高级人才；④ 举办论坛会议，奖励有突出贡献的个人及企业；⑤ 与国内地区合作，关注中国老龄化问题，建立高端养生保健机构。

二、美国中医校友联合会

　　该组织成立于2014年底，虽成立较晚，但在美国中医界具有较大影响力。该组织主要是由从中国各正规中医院校毕业

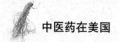
并在美国行医的各校友会代表组成，目前包括24所中医院校及研究院的校友代表，还有10余所美国中医院校的毕业生代表，囊括了遍布在全美的大约3 000名华裔执照针灸医生。

美国中医校友联合会是在美国国税局注册的非营利机构，取得了联邦免税号，通过校友们的热心捐赠抵税，汇集经费。该组织机构健全，并成立了理事会、常务理事会、资政顾问委员会、监事会、执行层，以及各专业（家）委员会。该组织成员中有多位知名学者、专家、教授，皆为不同专业领域的领军人物，具有特殊的学术优势。平时主要通过互联网作为日常的学术交流平台，以各院校轮值周的形式，选择微信为平台，开展网络学术讲座，宣传国医名家的学术思想，共同学习经典、交流技法、分享病例，并发表文章。此外，该组织还邀请众多著名专家来美进行经验传授，多次举行高水平的学术讲座、专题讨论，以及全国性的学术大会。该协会与国内中医界联系密切，在美国乃至全世界都产生了深远的影响。

三、全美中医药学会

全美中医药学会于2016年1月在美国佛罗里达州注册成立，以美国中医校友联合会为依托，目的是凝聚全美中医药领域的个体，制定美国中医针灸行业规范，通过建立委员会进行学术交流，提高全美中医水准，提高全民健康水平。同时该组织还为美国中医提供法律援助，推进了美国针灸立法的全面实施。

　　该学会集美国各地之名医大家、业界精英于旗下，致力建设成为美国地区中医药针灸学术的权威机构。目的是团结所有在美国执业的中医行业的人员，建成提高大众健康的中医学术专业组织，通过举行学术会议、讲座，编写书籍、杂志等方式开展中医针灸临床科研工作。

四、美国传统针灸基金会

　　该组织主要是提供全美针灸信息交流服务、资料查询服务，以及相关计划的制定服务，以扩大针灸在各个州的影响力，担负着全国针灸事物的组织与管理任务。

五、美国中医药开发协会

　　该协会位于新泽西州立大学内，拥有医药和生物科学领域研究的高端人才，主要目的是通过专题讨论等方式探讨中美两国中医药的发展前景，推动中医药事业的协同发展，加强两国在新药研究、人才与贸易的交流等方面的密切合作。

第四章

美国中医药前景分析

第一节　优势与机遇

近年来，随着人类的疾病谱发生变化，医疗模式也更注重心理—社会—生物三方面的平衡。中医药是数千年间我国的老百姓在历史长河中积累下来的瑰宝，其世界观和方法论指导着中医药对于医疗健康的作用。现如今经济全球化，美国本土西医已经不能完全满足人们对于健康的要求，中医药的安全性、有效性得到了全美大众的认可，中医药在美国有广阔的发展前景，应用也日益广泛。中医药在美国由不信任到现在举足轻重的地位主要与以下因素有关。

首先，一系列的政策让我们看到了党和国家对于中医药事业的高度重视。这也就为中医药顺应经济全球化打下坚实后盾。国家支持中医药事业在全球推广展示中医药独特的疗效，因为只有先了解，才能更好地普及中医药保健服务能力。国家重视国际市场的拓展，摒弃"闭关自守"的局部发展，放眼全球，造福全人类。2016年，中共中央、国务院印发了《"健康中国2030"规划纲要》，提出关注健康，充分发挥中医药预防保健的特色优势。"一带一路"的大环境更是为中医药走向世界提供了肥沃的土壤。2017年7月1日，我国首部全面、系统体现中医药特点的《中华人民共和国中医药法》发布施行，凸

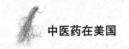

显了国家对中医药事业发展的重视，也使中医药的法律规范更上一层楼，为中医药在美国的发展提供了动力源泉。

其次，中医药疗效深入人心，受益的人群逐年增多，使其在美国蒸蒸日上，占据了一定的市场，因此支持拥护的患者逐年增加。主流媒体的大面积宣传也促使西医工作者态度转变，美国本土医学工作者急切想掌握相关专业知识。许多主流医务工作者需要认识传统中医药从而指导患者，补充主流医学的不足与局限，科学细化中医药的正确使用。主流医学的局限性促进其诊疗模式发生转变，人类更重视天然药物疗法和无损伤疗法。

最后，一些美国中医药的先驱者，有远见地建立了教育机构推广中医药，更重要的是，他们注重合法性，致力于法律诉求，已经为中医药的发展铺平了道路。全球化的背景下，中医药也同样受益于现代科学技术，更加理性地被人接受，尤其是针灸、推拿、功法等一系列自然疗法更加受人推崇，符合大众"回归自然"的理念。

然而中医药类产品多数以食品和保健品形式在美国一定范围内被应用。中医药技术与现代医学相比，有优势也有劣势，如何抓住机遇迎接挑战，是中医药在美国取得持续发展必须思考的问题。

一、主要优势

我国是中医药的发源地，几千年来流传下来的中医药作为行之有效的治疗手段被广大患者全面接受。中医药的自然疗法在美国也越来越得到民众的认可，不断发展，具体可表现为以下几点。

（一）中医药技术理论体系完整且疗效独特

中医药是五千年来中国劳动人民同疾病做斗争所积累的经验，它是唯一幸存的传统医学，有着自己独特的理论体系和诊疗方法，中医药发展由萌芽期的出现到经验期的积累沉淀，最后上升到完善理论的阶段，现如今它正经历着与现代医学的结合的新纪元。

1. 理论奠基时期

《内经》《难经》《本草经》和《伤寒论》四大经典的相继问世，标志着中医药理论体系的初步形成。战国时期，经济高速发展，各行业分工明确，思想上"百家争鸣"，这一系列社会背景为中医药理论的快速形成创造了优越的条件。

到了东汉末年，社会动荡，民不聊生，传染病的大面积流行，以张仲景为代表的这一时期的医家结合唯物论、辩证法使医药上升到了辨证论治的高度，《伤寒杂病论》开创了辨证论治的先河，影响后世到今，体现了中医药鲜明的诊疗特色，是中医药诊疗的核心。

2. 实践经验积累和理论完善时期

从魏晋南北朝开始，中医逐渐向专科化转变，这一时期最重要的成就是对脉学的深刻研究，尤其王叔和所著的《脉经》对脉学有了经典的阐述，指导后人对于脉学的把握。该书

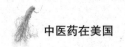

影响广泛，远传海外。

宋金元时期，又是中医学理论发展的一个高峰时期。宋代统治者重视中医教育，推动了中医人才的培养。1057年，宋朝政府投入大量人力物力对中医古籍进行搜集、整理、校对，其中包含了东汉张仲景所著汉医经典著作《伤寒论》和《金匮要略》，以及西晋时代皇甫谧所著的《针灸甲乙经》，该书为中国现存最早的一部针灸学专著。金元时期，很多各具特色的中医流派出现，其中以张从正、刘完素、李东垣和朱丹溪为代表的金元四大家影响最大。明清时期，中医药理论基本完善。这一时期，有很多代表性的理论问世。张介宾关于阴阳辨证论治和虚损相互关系的治疗经验，以及以吴又可、叶天士、吴鞠通为代表的温病学派的一系列理论，都是中医学现存的经典中医理论。

3. 中医药与现代多学科交集的探索初期

随着现代医药科技在中国的逐渐普及，中医药从业人员开始探索如何将中医药与现代多学科结合。经过一代又一代中医药从业人员的努力，中医药与电子机械、自动控制、互联网等领域密切结合，促进了中医药的现代化、国际化，也极大地实现了中医药科技成果转化和产业发展。

中医药经过不同时期的积淀，形成了自身的世界观和方法论，也展现出其临床疗效。在2003年的非典和2013年的H7N9禽流感大爆发时期，中医药技术在疾病的预防和治疗中均发挥了积极的作用。时任世界卫生组织专家成员的詹姆斯·马圭尔（James Maguire）博士赞叹了中医药对非典型肺炎的神奇治疗效果，高度评价了中医药的疗效。陈竺致力于将中医药应用于治疗白血病的研究，在中医药急重病症应用方面取得了巨大成就；2015年，屠呦呦因发现青蒿素，并将其应用于疟疾治疗获得诺贝尔奖，也意味着中医药技术在全世界得到进一步认可。

除此之外，中医药技术还具有不良反应小的特点，其中最具有代表性的就是被西方称之为"绿色疗法"的针灸和推拿。针灸和推拿以经络腧穴理论为基础，对疏通经络、调理脏腑气机，对患者的机体进行良性的双向调整。针灸、推拿疗效显著，毒副作用小，医疗费用低，操作简便，安全可靠，因此从唐代开始便已经远传海外。到目前为止，针灸已经传播到全世界140多个国家，成为替代医学的重要分支，为全人类的健康做出了贡献。

（二）中医药拥有海量的药方资源和优质中药材资源

中医药学经历了几千年的蓬勃发展，人才辈出，也有很多医籍问世。中医药是古代人们对抗疾病的方法。春秋战国时，中医药理论基本形成，人们已经能够结合"四诊"，运用汤药进行治病；汉代结合阴阳学说解释人的病理生理状态，利用"八纲"完成辨证；唐代，药王孙思邈总结了5 000余方药造福后世；宋朝医学分科完备，政府扶持，"局方"问世且广泛应用；明朝《本草纲目》的编纂标志着中医药进入新的纪元；进入现代，中医药得到新中国的大力支持，提出"古为今用"。《中国中医古籍总目》的成书收录1949年以前出版的中医图书

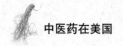

上万种，它是迄今收录最全的中医古籍新总目，其中不乏古代一些珍本、古籍。这些图书的汇总都能指导中医的临床实践，有待我们进一步挖掘。

中国得天独厚的中药材资源保证了其疗效。中药的功效，以道地药材为佳。

道地药材在《神农本草经》就有记载，它是因为光照、温度、土壤等因素，使药物品种优良、产量大、疗效显著，有明显地域特色，一般以省份简写代称当地药材，如广藿香、川牛膝等。之后从东汉到明清的一系列古籍等都对道地药材进行了详细的记录。清末到民国时期，西医对于中医药形成强烈的冲击，中医药学面临生存危机，处于风雨飘摇之中，这一时期涌现出一系列拯救中医的企业，北京的同仁堂、重庆的桐君阁等享誉国内外。中华人民共和国成立之后，中国药材总公司在党中央的号召下对于道地药材进行统一科学的管理、规划，进一步促进了中医药的蓬勃发展。现如今，中国丰富的优质中药材资源已成为中医药学走向国际的重要优势。我国实行国际科学规范化管理，成立许多药材基地，为中药走向世界做出突出贡献。

（三）中药在美国具有良好的产业和人才优势

随着国家层面的政策支持和中医药从业人员的不断努力，在不断加强科技创新的前提下，中药产业的现代化和国际化在逐步深入推进。无论是中药有效成分、作用机制，还是生产加工的规模、标准都进行了深入地研究。这些为中医药集聚在美国的产业优势提供了基础。近年来，我国中医药界顺应国际评判标准，利用循证医学为己用，提升国际对中医药的认可，拓宽了中医药国际化道路。目前，我国多个中药品种已进入美国食品和药品管理局的Ⅲ期临床试验；同时，国际高度认可10余项循证医学相关研究成果。这些都凸显了中药在美国发展的产业优势。

同时，美国中医药人才资源丰富。从18世纪中期到当前，中医药在世界已经得到不同程度的广泛应用，部分国家已经有法律支持其合法性，其中最具代表性的就是美国。从美国批准针灸进入医疗范畴至今，几乎美国所有州都能批准颁发针灸执照，针灸诊所遍及全美。

美国本土如此庞大的中医药教育机构加上国内中医药相关专业人员的扩充，为中医药在美国的发展提供了大批中医药优秀专业人才资源。

（四）国家政策大力扶持中医药事业发展

人才是中医药发展的保障，中医药国际化人才需要进一步培养。文化是国家软实力的体现，中医药博大精深的理论具有普世价值，国际影响力需要进一步提高，让中医药文化结合现代科技扬长避短，践行"一带一路"倡议，抓住机遇更好地实现中医药国际化发展，如《中华人民共和国中医药法》的面世，使中医药上升到法律保护的层面，保障了行业的进步。

除了国内国家政策的大力支持，美国也出台了很多中医药

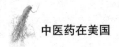

相关文件鼓励中医药在美国的发展。1906年《控制假药联邦药法》（*Federal Drug Control Law for Counterfeit Drugs*）；1938年《食品、药品和化妆品法》；1966年《恰当包装与标签法》（*Proper Packaging and Labeling Act*）；1987年《处方药品上市法》（*Prescription Drug Listing Act*）；1990年《营养标签与教育法》（*Nutrition Labeling and Education Act*）；1994年《美国国家针灸法》（*American National Acupuncture Act*）；1994年《饮食补充剂与健康教育法案》；2002年《食品企业注册管理条例（草案）》（*Registration of Food Facilities Under the Public Health Security and Bioterrorism Preparedness and Response Act, Draft*）；2003年《建立与保持记录管理条例（草案）》（*Establishment and Maintenance of Records Under the Public Health Security and Bioterrorism Preparedness and Response Act, Draft*）；2004年《植物药研制指导原则》；2007年《补充和替代医学产品及FDA管理指南》（*Guidance of Industry on Complementary and Alternative Medicine Products and Their Regulation by the Food and Drug Administration*）等文件的出台都为中医药在美国的发展提供了极大的支持。

二、主要机遇

现如今，高昂的医疗费用是每个国家都必须要面对的挑战，传统医学成本低、操作简便、疗效可观，能够明显减少政府医疗的财政负担，因此受到各国替代医学研究的青睐。

（一）美国政府成立了相应的官方组织

美国国家卫生研究院于1972年在加利福尼亚州成立加利福尼亚中医药针灸学会；1992年，美国国会授权美国国家卫生研究院成立了替代医学办公室，之后又将其升级为国家补充与替代医学中心。该科研中心为替代医学提供资金支持和科学信息支持。中医药作为补充和替代医学的主要组成部分，在这个中心受益良多。国家补充与替代医学中心于2005年底宣布新成立的6个研究中心中有4个涉及中医药。

（二）美国传统医药需求逐步增长

慢性疾病的困扰也是美国本土大众面临的问题之一，人们希望得到有别于本土医学的医疗支撑。传统中医药进入美国后，其确切的疗效使美国民众逐渐接受、认可、信赖中医药。2007年至今，有资料显示全美很大一部分人群在接受主流医学治疗的同时，也接受过中医药的治疗，成年人中该比例达到40%，还有12%的儿童也有类似经历，中医药总开销已经达到340亿美元。其中有很大一部分都与中医药诊疗有关。由此可见，美国公民对传统中医药的需求正在逐步增长。

（三）美国中医药正规教育成熟

随着中医药的推广和中医药在美国的合法化，美国也制定了一些中医药教育的标准，使中医药教育更加规范化。美国很多医学院校开设了中医药专业课程。这也标志着中医药逐渐被

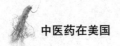

主流接受。目前在被美国教育部认可的正式中医学校中设立有针灸、推拿、功法、中药以及其他自然疗法等课程，这些课程的开设有助于医学生对于中医药的替代作用有更深入的了解。

然而接受中医药教育需要完成相应的学历学分，有一定的现代医学与传统医学的理论与实践基础。学历也有高低之分，部分中医院校已被批准授予中医博士学位。除此之外，中医药的教育还是住院医师培训的任务之一。

（四）美国中医药市场法律依据

中医药作为一项传统医学，要想取得长足发展，势必要取得政府相关机构的认可与支持。中医药真正走进美国应该是从1972年针灸进入美国开始的。1975年，针灸医师合法化，针灸使用的严苛时代过去；1980年，针灸医师可以独立诊断，再到后来针灸医师正式拥有医生身份，保险公司需要支付针灸的相关费用；1996—1998年，美国食品与药品管理局正式接纳针灸并将其升级为二类医疗器械，在美国，医保可以支持很大一部分医疗费用，针灸的入保标志着针灸地位的进一步提高，明显增加了大众的使用频度，降低了大众的医疗支出。另外保险公司为接受针灸治疗的患者提供保险，支付针灸、按摩疗法的费用。2004年，《植物药研制指导原则》的颁布开辟了中医药产品的另一条蹊径。2007年美国食品与药品管理局修改了食物和药品相关管理法案，使中医药不再处于食品、保健品地位，这些法律依据的修订都对于针灸的发展起到了良性推动作用。

（五）美国政府对中医药研究经费的增加

负责统筹管理美国的中医药研究的国家补充与替代医学中心每年都会公布新的研究项目及资助经费。从1993年开始时的200万美元资助到2006年有关中医药的课题共获国会资助1.23亿美元，这一资金的飞跃有目共睹。美国中医药专业学会（American Professional Society of Traditional Chinese Medicine, APSTCM）理事长、补充替代医学中心科研项目评委李永明博士曾表示，中医药疗效显著、使用范围广、实用性突出，是补充与替代医学中非常重要的一部分，因此美国政府对于中医药领域高度重视，给予了前所未有的高投入，以期研发出对全人类有价值的成果。

（六）植物处方新药获美国食品与药品管理局的批准

在美国，化学药物的开发需要层层筛选数以万计的化合物，一般是通过先确定化合物的化学特性，然后应用药物分析法确定其活性成分，理想的化合物进入下一阶段的动物实验，进一步研究作用机制、生物活性，接下来开展Ⅲ期临床试验。而对于中医药的研究则不需要遵循这一模式，一个中药只要有悠久的安全使用历史，就可以直接进入Ⅱ期或Ⅲ期临床试验，在此之后才对中药的药理效应、生物活性、作用机制等进行研究。正是因为开发模式的合理，让中药新药进入美国市场更加顺利。美国食品与药品管理局批准第一个植物处方新药 Veregen（PolyphenonE），为中药进入美国市场开创了新的篇章。

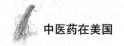

（七）中医药在美国逐渐被认可

文化是一个国家的软实力，世界各地的民族文化和传统医学也在美国这个大熔炉当中。中医药疗法类属自然疗法的范畴，它历史悠久、效果显著、安全可靠，是替代疗法中最重要的一种。

随着国内大批的中医药专业人员进入美国，以及美国本土中医药教育的兴盛，大批量的中医药高素质从业人员进入居民的生活中，为当地百姓健康保驾护航。中医药疗法明显改善了大众疾苦，这为民众拥护、认可中医药这一自然疗法，创造了优良的民间大环境。现如今，主流医学对于癌症、免疫缺陷症，以及一些慢性病办法相对较少，伴随着人类疾病谱的变化和医学模式的转化，中医药疗法的需求进一步增加。同时主流医学界人士对中医药的态度由阻碍到支持的转变，也加快了传统医学的研究。

（八）中国传统功法已在美国广泛传播

中国传统功法众多，在美国最受欢迎的应该就是太极拳了。2017年5月26日美国《世界日报》（*World Journal*）对太极拳做了全面报道，称太极拳自20世纪30年代传入美国后，现在已经成为大众最喜爱的运动之一。据数据统计，美国现在练习太极拳的人数大约为250万人。除了自行练习以外，美国有很多的太极学校可以教授大家太极拳的招式。太极拳已经融入美国大众的生活当中，各个太极学校都汇集了大批的美国师生。

太极拳在美国的兴盛主要原因有下列两个。

第一，美国人逐渐认识到太极拳对于身心健康的益处。现如今，美国高竞争的生活状态、混乱的治安都使得人民大众生活紧张、精神压力大，美国哈佛大学的一篇学术报告指出，高血压问题在美国大众当中日益严重，高血压长期损伤血管，最终损伤心、脑、肾等靶器官的功能，严重影响人们的身心健康，这是一个相当严峻的社会医疗问题，虽然各种球类、体能、跑步、自行车等运动能够对身体起到一定程度的锻炼作用。然而，西方竞技体育提倡更快、更高、更强的理念增加了大众的竞争负担。因此，太极拳逐渐被人们所接受，它不但能强身健体、活动关节，更重要的是太极拳基于中医阴阳的理念，使得人体阴阳平衡、人与自然协调相处，使人达到身心和谐的状态，非常适宜当代人们的健康问题。与此同时，美国老龄化问题也日趋严重，老年人的健康问题是政府医保所关注的重要领域，太极拳可以通过锻炼协调老年人的肢体灵活性，改善老年人的骨质疏松，减少老人摔倒等意外的发生。此外太极拳可以促进身体与思想的共同进步，一些保险公司也极力推荐老人参加太极拳运动，并且太极拳类属于武术的范畴，人们可以通过练习太极拳自卫防身以更好地适应美国本土治安欠稳定的社会环境。

第二，美国政府把太极拳列入科研项目。美国运动专家研究发现，太极拳的动作姿势可以有效地锻炼关节的力量，可以增加肢体的柔韧性，其重心的多变，大大提升了人们的平衡

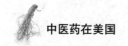

能力，同时太极拳注重形神合一，对于脑部功能的锻炼也有深远的作用。美国航空航天局（National Aeronautics and Space Administration, NASA）将太极拳列入宇航员训练项目。太极拳受重视还与现代人们少动多坐的生活方式离不开；它克服了剧烈运动的不良后果，内外兼修，培养规律起居。众所周知，美国科技位于世界前端，能够如此重视太极拳这一东方传统武术，是对太极拳及中国传统医学关注的体现。美国官方还投入大量经费进行科学研究，如投资"关于太极拳防止老年跌跤的功能"等太极拳的相关课题。太极拳也已经列入大学的课程当中，结合人体免疫功能研究发现，人们在太极拳锻炼后，血液中白细胞的杀菌能力明显增强。

除了太极拳，中国还有很多其他传统功法如易筋经、八段锦等，这些功法在美国流传虽然不如太极拳普遍，但是也都受到了不同程度的重视，中国传统功法与中医药相关理论联系密切，很多传统功法的招式理论基础都起源于中医的藏象理论、五行理论。因此中国传统功法在美国的盛行也为中医药在美国的推广提供了很多的机会。

（九）时代需求促进世界范围中医药机构的蓬勃发展

中西医的诊疗各自具有独特的优势。在不同的时期，各自发挥的作用也不同。西医诊疗的特点是具体、明确。在物资贫乏、社会动荡的年代，西医在治疗器官器质性病变、急性疾病方面具有显著疗效。中医药是以中国传统哲学理论为基础，讲究"以人为本""辨证论治"和"整体观念"，这种理念贯穿于中医诊疗的整个过程中。现在的国际社会和平发展是主流，丰富的物质生活使人民对生活质量的要求越来越高，对健康的要求越来越高，在应对部分疑难杂症的预防与治疗，以及亚健康的身心管理、疾病的后遗症等方面，西医缺乏相对有效的治疗措施。中医药独特的"未病先防，既病防变"诊疗方案得到各国医疗机构的重视，世界范围内掀起了中医热，很多国家成立了传统医学的科研机构，纷纷对其安全性、有效性等进行循证医学的研究。

1.很多国家成立了传统医学研究机构

传统中医药在世界范围内传播广泛，很多国家在政府、学会、企业等不同背景的支持下，成立了相关的科研基金会，中医药相关研究经费日益充足。围绕着不同的慢性疾病、亚健康类等西医相对缺乏有效疗法的方向，各国传统医学研究机构分别对针灸、植物中药、中国传统武术太极拳、气功等不同的诊疗方法积极开展基础研究与临床疗效评价的研究工作。主要体现为以下几种模式。

（1）成立了传统医学专业研究机构和协会

随着世界各国人民对传统医学的需求增加，政府不同政策的倾斜，中医药相关的研究机构也相继成立。由于针灸在治疗疼痛相关性疾病、妇科疾病、不孕不育、癌症后遗症、关节肌肉损伤方面具有独特的优势，很多商业保险已将针灸纳入其中，对研究机构成立具有积极作用的是美国目前已经有46个州对针灸进行了立法，促进了美国传统医学研究机构的广泛发展。国家补充与替代医学中心在全美甚至全

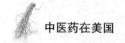

世界都有着广泛影响，其针灸、中国传统导引功法等研究成果直接影响到世界各国医疗政策的制定。美国中医药针灸协会（American Association of Oriental Medicine, AAOM）和美国专业针灸安全联盟（American Alliance for Professional Acupuncture Safety, AAPAS）也是专业的中医药研究机构，在针灸镇痛方面做了大量的研究和社会推广应用。在英国，中医药处方非常普遍，在1995年就有上百万张中医药处方，英国本土居民很难辨别真伪。英国皇家植物园和中国医学科学院药植所联合创建了国际中草药鉴定中心，对中草药鉴定和中药质量问题进行合作研究，重点是中医药国际标准化的研究。包括德国的德国医生针灸协会、德国针灸—耳针医学学会都是具有很高影响力的机构。韩国、日本、泰国、越南等中国周边国家也成立了相应的研究机构。各国对中医药的研发和推广应用都对美国中医药发展起到了不可替代的作用。

（2）各国大学纷纷设立中医药研究机构

各国对中医药人才的需求急剧增加，引起了各国综合性大学对中医药的重视。牛津大学与陕西一家以中药为主的制药有限公司进行了合作，在2017年成立了牛津大学中医药研究中心，该中心的目标和方向主要为心脑血管、妇科等领域，同时结合中医药开展创新药物研究。美国已有超过30所中医药院校，大部分是被美国政府批准的，主要集中在加利福尼亚州。一些世界著名的西医院校也设立中医药科学研究中心，其中包括哈佛大学医学院、哥伦比亚大学医学院等，加利福尼亚大学开辟了中药园圃的研究机构，种植了200余种的常用中药。欧洲、亚洲、美洲等国家的很多大学设立了传统医学的研究机构，包括加拿大安大略省多伦多大学、不列颠哥伦比亚省昆特兰理工大学等，主要研究方向包括临床疗效评价、中医药理学和相关毒性研究。

（3）医疗机构加大了对传统医学的重视程度

因为西医针对慢性病、亚健康问题、心理问题等疾病缺乏良好的应对措施，西医西药带来的副作用日益引起重视，各国医疗机构对传统医学的部分诊疗方法逐渐认可，认为其简单、方便、有效，最重要的是可以节约医疗资源，减少医疗开支。2005年时，美国的针灸医疗中心就已超过20个，约有2万名针灸医师注册。在德国，超过500家西医医院设有中医药相关的门诊，中医医疗机构超过30家，中医的门诊量非常庞大，这些都促进了医疗机构加大对中医药的人力、资金等相关投入。欧美各国医疗机构对中医药中的针灸、单味中药高度认可，对传统武术中的气功、冥想、太极拳等运动疗法也非常重视，相关研究也发表在著名医学杂志《新英格兰医学杂志》上，已经影响到各国医疗政策的制定和实施。

（4）国外西药企业加大中医药投资

中医药的研究为国外知名药企提供了广阔的发展空间。中国中医科学研究院屠呦呦教授通过对中医药研究，获得了2015年诺贝尔生理医学奖，她是从东晋葛洪所著的《肘后备急方》中得到启发，整理了超过800种以上的药物，从中提取了治疗疟疾非常有效的药物青蒿素。国际著名的德国拜耳药业于2014年就开始加大中医药的研发投资，并完成了对国内从事天然药物开发的滇虹药业的整体收购。瑞士诺华制药早

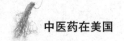

在10年前已经对国内中医药企业开展了收购工作。日本津村制药的汉方药材料主要来源于中国，在四川有专门的公司种植培育中药材，在深圳有专业的公司负责药原料的处理和质量控制，其主要产品占日本汉方药市场大部分份额，又把中药产品卖给全球。据相关文献报道，国际上从事中医药相关研究的企业已经超过200家。

2. 国外对中医药的研发更加精细化

虽然国内很多中医药医疗企业很早就开始了对中医药的研发，但整体的科研水平同西方欧美国家或者部分亚洲国家仍有一定的差距。但是国内的中医药企业在一定程度上也具有明显的优势，如掌握系统的中医药理论、具有大量的中医药材料来源、具有广阔的市场销售渠道等。但是国内中医药企业的管理能力、质量控制能力、研究方法、高精尖的药物提取设备等相对国外很多制药企业仍比较落后。

欧美国家和亚洲部分国家，包括美国、德国、英国、日本、韩国等对针灸的研究、中草药单味药的研究已经走到了国际前沿。美国在中国针灸的基础上对针灸的理论进行了延伸、对针灸的器械进行了改良、对针灸的诊疗进行了规范，形成了更加科学、容易推广的诊疗方案。很多国外知名企业对中草药单味药进行了研究，如集中在丹参的活血化瘀，对心脑血管的保护作用的研究。还有部分中草药如柴胡、甘草、黄连等进行了单味和复方研究，运用高效液相色谱技术对中草药进行提取、浓缩、干燥使之变成粉剂或者片剂。

国外很多制药企业通过对中草药精细化的处理，使其变成简单、易用、无毒副作用、易推广应用的保健产品或者医用药物，占领了国际市场的大部分份额。

第二节　劣势与挑战

几千年来，中医学自诞生之日起就一直沿着自己的轨迹运行，以整体观念、天人合一、阴阳五行等的辩证思维为指导思想，遵循着自身的规律发展，不断地传承和完善。近百年来，中医药与西方医学碰撞后经历了严重的质疑和挑战，甚至曾面临生存危机。但经过临床疗效和作用机制的科学研究证明，以及政府政策的大力支持，中医药逐渐得到国际的认可。但由于中医药和西方医学在文化和理论上的差异，科学研究证实方面还存在很大的差距。我国的中医药根基深厚，无论是中医药理论基础、中医药的临床应用，还是中医药相关药材的产量，都具有独特的优势。但是中医药在美国的应用还存在着各种限制，特别是中医药复方的应用。

一、主要劣势

（一）东西方的文化差异

首先，中医药在美国的传播离不开英语较好的华人，现

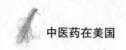

在的整体情况是中医技能高超的人英语语言水平相对较差，而英语交流无障碍的中医药从业人员技能又不过硬。再加上中药炮制过程和起效成分得不到美国官方机构的认可，所以阻碍了公众对于中医药的认识。

另外，东西方思维方式的差异巨大。东方人更注重"天人合一"，西方的思维注重个体化，在医学上的体现同样如此，中医带有中国传统哲学思辨的浓厚色彩和价值倾向，并深受儒、释、道的长期影响，在对疾病的定义和诊疗上，深深渗透了传统哲学思辨的倾向，如对疾病的基础解释理论仍然基于"天人合一""阴阳五行"等哲学失衡论，同时兼顾了大量经验的描述。美国主流的西方医学则是以宗教思想和自然科学的发展为基础，建构了西方社会的价值观、世界观及认识论，得益于自然科学的突飞猛进，其建构过程同样基于自然科学发展的基本法则——实证主义。西医的实证主义以了解人的结构作为始端，建构了西医疾病的结构失常论和治疗的还原论。

东西方文化理论的差异，造成中西医理论基础的差异，使很多美国人觉得中医难以学习和理解，影响了中医药在美国的推广应用。

（二）国内中药企业创新、研发能力欠缺

虽然在国家和中医药从业人员的共同努力下，中医药的国际化、产业化正逐步进行。但不能否认的是我们在创新能力、科研能力、新药研发投入、国际竞争力等方面还需要努力提高。我国仿制药生产伴随着一致性评价、鼓励首仿药等政策的出台，会逐渐淘汰一大批水平较低的仿制药。据报道，目前市场大概有97%的份额被仿制药占据，且大都是非专利药，药品研发和创新能力不足成为整个行业发展的短板。一方面同类仿制药的过多出现造成资源的极大浪费，其有效性、安全性需要进一步探讨；另一方面临床应用也不乐观。总而言之，中药新药缺乏科技创新问题严重、发展速度缓慢、研究方法陈旧、研究方向局限、传播途径单一、涉及领域局限等核心问题有待解决。

（三）国内中药质量控制标准规范体系不健全

中药质量控制标准规范体系的缺乏，中药中重金属、微生物含量超标等问题严重阻碍了中药走出国门。2006年，美国出台《补充与替代医学产品及FDA管理指南》，明确把中药归在了食品补充剂一类中。中草药在美国作为食品补充剂，因为购买受限制较低，大众缺乏相应专业知识，一些保健品对于中药毒副作用的把握不当而产生一些不良反应，例如在减肥药中加入麻黄。中药出口标准和美国的监管力度虽然愈发严格，但依然无法消除美国民众对中药毒副作用的顾虑。这成为中药在美国应用的主要障碍。

（四）缺乏国际认可的研究方法和疗效评价体系

任何一种治疗方法想要取得国际认可，都离不开科学的、高质量的研究证明。现有国际认可的研究方法以随机对照试验

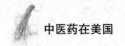

和循证医学研究为主。2017年中医药影响最大的文章莫过于2017年6月27日发表于国际著名医学学术期刊《美国医学会杂志》（最新影响因子44.405分）上的两篇中国研究者的文章。第一篇是 *Effect of Electroacupuncture on Urinary Leakage Among Women With Stress Urinary Incontinence: A Randomized Clinical Trial*。第2篇是 *Effect of Acupuncture and Clomiphene in Chinese Women With Polycystic Ovary Syndrome: A Randomized Clinical Trial*。《美国医学会杂志》每年刊登来自中国大陆的文章量为2～3篇，可见难度之高。这两篇文章之所以能够被录用，最重要的原因就是运用了科学的研究方法和疗效评价指标。而这正是国内的中医药研究相对比较欠缺的，所以有关中医药的研究要想取得美国医疗界的认可，就必须提高研究方法和疗效评价的科学性。

（五）中医药研发经费投入不够

近年来，伴随着科技兴国战略的推行，我国科研经费投入也年年攀升。然而划归到中医药研究之列的经费占所有科研经费的比例却相当低。中医药科学研究者要为经费问题发愁，不能潜心投入研究，这也是我国中医药科研的现状。

中药创新活动需要大量人力物力的投入，政府虽然实施了"中药科技现代化行动"，重视对产品开发的资金投放，但是这显然还不够支撑中医药行业的自主创新。只有做到"政府引导、企业为主、共同推进"才能真正推动中药行业的创新发展。政府尤其要拓宽融资渠道，推行优惠政策吸引社会各项资源，促进中医药现代科技创新的引资。此外，还要重视中医药知识产权保护，健全法律、法规，加强世界各地政策交流，将知识产权保护落到实处，充分调动企业的创新精神。

（六）缺乏中医药知识产权自我保护的意识

国内缺乏专门的中医药知识产权保护法，一般都参考《专利法》《商标法》等作为中医药知识产权的判定标准，同时国家立法存在诸多漏洞，政府的保护力度欠缺，这导致中医药知识产权保护还处于初级阶段。中药发明者虽然可以申请专利保护，但是缺乏对应的政策进一步支持这种权利的实施，因而造成效仿、重复问题泛滥，严重阻碍了行业的创新积极性。

国内中医药从业人员知识产权保护意识淡薄的情况也颇为突出。很多国家申请的中医药相关专利，都直接或间接来源于中医药。2001年，日本申请治疗溃疡性结肠炎的专利，保护有关芍药的相关复方研究；2002年，以色列申请"关于消化性溃疡和痔疮的中药组方"专利，这些专利的申请都意味着我们国家在以上同类药物出口美国时便会侵权。因此，提高中医药知识产权意识迫在眉睫。

（七）缺乏中医药国际化多学科交叉人才

中医药事业的教育者、推广者是中医药在美国发展的直接决定因素，因此必须加大能力多样化的人才培养力度。现有美国注册针灸师绝大部分服务于当地医院或者诊所，很多是在

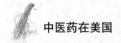

进行实体技术层面的推广。

中医药标准化不是限制自己的发展和创新能力，而是为了控制中医药的质量，方便推广应用，使其更加安全、有效、方便、快捷。国内中医院校占医学院校比例较小，教育规模的局限阻碍了人才的培养，而人才是创新主体，因而中药产品的开发受到了制约，因此培养中药技术人才迫在眉睫。现如今行业专业深度发展尚可，但是交叉领域的合作较少，因此影响力较局限、产业较单一、创新力度不足、生产水平低下粗糙，这些都严重制约了行业的产业化、国际化发展。

因此，产品创新的关键是重视技术和人才的作用。我们应该增加与外商合作，引进先进的设备、流程、控制技术等，逐步克服中药企业基础研究和开发薄弱的现状，逐渐实现自主创新。只有依靠先进的技术与专业的人才，加大企业、高校合作培养实用性人才的输出，中药企业才能逐步形成核心竞争力并保持优势。

二、主要挑战

（一）中医药知识产权外流

中医药知识产权意识薄弱造成产权外流是中医药在美国发展的较大阻碍之一。知识产权并不是谁先发明或发现就属于谁，而是取决于谁先申请并获得批准。因此对知识产权的保护可谓意义深远。之所以说中医药知识是中华民族的瑰宝，是因为中医药理论在几千年的形成过程中经历了数以万计的实践考验并流传了下来，其中很多方药和技术在临床疾病干预上都行之有效。但中医药要想在美国发展，就必须依托美国官方认可的方法进行推广，这其中很重要的一点就是取得专利并通过临床认证。由于现在绝大部分中医药从业者专利保护意识薄弱，没有取得各国乃至世界专利申请的先机。

为什么专利申请取得先机就占据优势呢？从法律上讲，知识产权具有三种最明显的法律特征：地域性、独占性和时间性。知识产权具有地域性的限制，要求只能在受保护的国家独自占有，同时知识产权的主体不会永远占据对象，因此具有一定的时效性。在别国取得美国相关机构认证并获得相关知识产权的前提下，若中国生产、出售相关产品就构成了侵权，而想要进行相关生产就必须等其过了专利期。这无疑为中医药的宣传推广造成了很大的阻碍。为此尽力保护中医药知识产权不使其外流，能够有效避免中医药在美国发展受到阻碍。

（二）落实医疗报销

美国医疗费用的昂贵不可想象，即使一次普通的门诊和最基本的急诊费用往往达到数百美元。如若发生大病，费用可达数万至数十万美元，个人难以负担得起。因此，增大报销的额度关系到了中医药的普及化程度，美国医疗保险全面、广阔地覆盖中医药治疗势在必行。然而入保是一个漫长的过程，有着严格的要求，需要符合美国医疗评判标准，因此这将是美国中医药发展所面临的长久挑战。

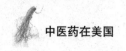

（三）中医药在美国遭遇贸易限制

因为贸易的制定权依然掌握在少数发达国家的手中，随着发展中国家经济的高速发展，双方势必因为利益产生分歧，而技术贸易壁垒和绿色壁垒就是贸易保护主义衍生的产物。它们以相关技术和健康为理由，制定相应规定保护本土产业，制约外来进口产业。在美国市场，中成药更加举步维艰。截至目前，还没有一个中成药能够以药品的身份获得美国食品和药品管理局的认证。其中，被视为中成药走出去标杆的天士力复方丹参滴丸，赴美"敲门"20年，虽然进入了最后冲刺阶段，但最后能否成功依然未定。复方丹参滴丸由丹参、三七、冰片三味药组成，致力于讲清其作用机理，厘清其有效成分，天士力成为现代中药的代表。从1997年完成美国食品和药品管理局Ⅰ期审批，直到2010年1月完成Ⅱ期临床，中间停顿10多年。2012年8月12日临床Ⅲ期试验正式启动，但即将成功之时，2017年9月天士力发布公告称，美国食品和药品管理局要求再增补实验数据。

（四）外国中药冲击美国中医药市场

除了各国加大对中草药的研究并取得了一系列的成果冲击了美国中医药市场之外，很多国家也同时开始种植中草药，这同样对美国的中医药市场造成了冲击。

现如今，伴随着中医药在美国影响力不断提升，大众对于中医药领域的认可与关注推动了当地美国农民对于中药材的种植。如果将来的某一天，在美国本土能够种植出与中国无异的中草药，甚至质量更加上乘，污染更小，毒副作用更低，那无疑会对中国国内的中草药形成更大的冲击。目前，中国国内中草药质量下降明显，美国有机生产较高质量的中草药使得美国农民种植中草药收益可观。

（五）加大中医药学生医院实践

医学是理论与实验的相辅相成，中医药领域亦是如此。美国医院需要一套完善的规范有效地使中医药学生最大化的与临床接轨，例如在急诊科、重症监护室、精神科、肿瘤科、胃肠科等多个科室轮转，结合中医药优势为患者解决问题，避免了医学生纸上谈兵的弊端，更有利地推动美国中医药事业的发展。这一问题关乎中医药事业以什么样的方式进入医院服务于人群，目前针灸发展势头猛进，然而中药受严格安全性的制约还相对局限，面临着严峻的挑战。

第三节　应对措施

一、以教育为先导，建设人才队伍

当今美国中医药教育系统初步建立，涵盖不同学历水平

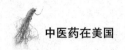

和教学重心的教育模式的开展，为中医药事业人才培养和文化传播打下了一定基础。但随之也有很多问题暴露出来，如教育制度不够完善、教育水平参差不齐、教材质量不统一、中医药科普不够普及等。现阶段要想促进中医药在美国的发展，最主要的手段应该是国内中医药高等院校加大涉外中医药专业人员的培养力度，加速培养一批高层次、多学科交叉的人才。在充分了解美国对中医药从业人员要求的前提下，考取美国相关从业资质，进行中医药科普推广和诊疗行为。

二、以沟通为手段，普及中医药知识

总的说来美国医学界对中医药的了解还不多，有些人仍对中医药存在偏见和误解，这主要是因为中西医学在观念上及理论上存在很大的差别。中医学蕴含深厚的传统文化思想，与西医存在较大的差异性，再加上中医药经典古籍大多晦涩难懂，即使是国内中医药高等院校培养出的中医药专业人员，也不一定能够理解透彻。而美国本土中医不懂中文，这在很大程度上限制了他们对中医药的理解。在美国从业的中国医生，大多数的英语水平不够，不能进行有效的宣传解释。由于缺乏沟通交流，美国医学界人士及普通人难以了解中医药的优势和适应病种，这给中医在美国的推广带来了障碍。所以在加大教育和人才输出的基础上，国家层面可出面组织中医药科普教育公益团体，深入到美国的各个阶层进行中医药养生防治知识的推广，这可以为中医药在美国的进一步发展壮大奠定基础。

三、以研发为支撑，加大投入资金的力度

　　美国国家补充与替代医学中心已经取得了许多中医中药的研究课题的成果，而亚洲周边国家都也都在挖掘中草药市场。作为中医药发源地的中国更应顺应时代的发展潮流，加大中医药相关研究的财政扶持力度。通过国家层面支持中医药相关研究，拿出针灸、推拿、中药复方、中药单体等干预疾病的有效性及科学性证据，进一步推动中医药事业在美国的推广和普及。

　　切实加强资金的投入是未来实现相关研究项目的基础，通过推行可观政策吸引外资的投入，同时确保政府资金的到位。目前我国的重大中医药科研项目大多受经费制约，难以完成成果转化。虽然美国近年来对于中医药领域投入加大，但对于整个中医药科研行业的发展来说还远远不够。中医药研究与开发是一项高科技、长周期、高风险、高回报的产业，因此风险投资机制是中医药研究与开发的必要选择。在经济全球化的大环境，我们可以充分利用这一机遇拓宽中医药研发融资新渠道。美国的风险投资群体是我们借鉴的对象。

四、以疗效为目标，强化人才队伍技能

　　无论是中药，还是针灸，要想立足于美国市场，必须有

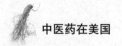

好的疗效，才能被美国患者和西医界群体认可。而在这一环节中起决定作用的就是中医药相关人才队伍的专业素养。现在美国从事中医药行业的人中有很大一部分都是中国人，很多人在美国从事中医药相关专业都是出于自发行为，国内并没有相关机构予以正式而严格的考核，以致从业人员队伍专业素养高低不一。因此应由政府层面出面与美国相关部门商定，要求参加美国中医师职业考试的人员必须具备中医药境外从业资格证。这样一来，但凡需要在国外从事中医药诊疗相关行为的华裔人员必须先在国内的相关机构进行资格认定，合格者方可到美国考取中医药相关从业资格。这在很大程度上可以保证赴美从事中医药诊疗工作的从业人员的专业素养。在专业技能过硬的基础上，临床疗效有保证，就有机会进一步得到美国患者和西医主流医学界的认可。

五、以技术为基础，规范中药质控标准

在美国，中药疗效的认可度不如针灸的疗效。中药之所以接受度低，其中很重要的一个原因就是中药重金属和农药残留物及微生物含量超标。中医药的质量保证对于中医药企业来说是生存资本，是企业发展的原始动力。首先需要深入了解产品生产质量管理规范以及美国食品和药品管理局的有关规定要求，采用现代化技术，对中医药产品进行加工处理，形成严格的质量控制方法，规范中医药产品制作的标准流程，符合各国中医药销售的相关规定，才能有效地在国际上推广应用。

六、重视中医药知识产权的自我保护

近年来，日本、韩国等多个国家纷纷申请古方专利，中国中医药相关产品如进行销售就构成侵权。为此中医药相关从业人员也应积极申报古方方剂和相关诊疗技术的专利，增强相关保护意识。国家层面应该成立中医药专利申请审批办公室，加大中医药专利申请的宣传力度，并将国内的中医药相关专利进行整理，积极申报国际专利。

七、加强中医药研究机构管理模式的变革

良好的管理是行业良性发展的驱动器，它能够减少发展过程中的失误与风险，同时能够明确方向、细化过程。当前，中医药研究机构管理存在不合理的情况，效率低下是其首要的弊端，科学的管理可以使濒临倒闭的企业重新焕发生机。因此为了更好地发展中医药产业，我们需要借鉴成功的经验、开发丰富的人力资源、增加领导阶层的效率、健全商业管理体系，形成合力。

八、加强中医药合作交流

中医药要想取得长足发展，单靠国内从业人员输出并非长久之计，必须要加强中国与美国政府、民间的中医药合作交

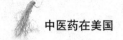

流。美国推行了一系列项目激励各国加大团体合作，注重多学科培训交流。此外，美国国家补充与替代医学中心通过设置博士后奖学金，奖励一批能严格从事补充与替代医学研究的专业人才。同时，美国国家补充与替代医学中心设立专家发展奖项支撑高级研究培训和其他活动，积极构建国际信息交流平台，加强企业的品牌文化建设，通过交流推进中医药教育进程，传播中医药文化，并进一步拓宽合作渠道、丰富合作层次、提高合作质量。

九、提高中医药企业化的综合能力

基于历史的原因，中医药产业与现代企业国际化、产业化的差距依然很大，中药行业相比现代医学模式来说，装备和工艺相对落后，与世界要求相差甚远。中国加入世贸组织后，世界贸易的冲击给中医药产业也带来了巨大的影响，国际化的医药公司形成巨大的垄断团体，中国的医药产业上升空间还很大。中医药的产业化和企业化是中医药适应现代世界经济发展的趋势，只有提高产业化和企业化水平，中医药的发展才能屹立于世界发展的浪潮而不倒。

十、以互联网为依托，开拓中医药新路径

现如今互联网大时代，蚂蚁与大象的实例深入人心，中医药领域也应利用互联网这一利器，开展中医药特色服务。阿

里、百度等互联网龙头企业的支撑与美国苹果、谷歌等公司的合作竞争促进了中医治未病、慢性病管理、替代疗法的推广，无论是通过自我传播、海外推广展示，还是国际组织的宣传，我们都要与时俱进，抓住互联网机遇，充分结合中医药优势提高自身的影响力和国际话语权。

参考文献

［1］朱锡炎.美国概况［M］.北京：旅游教育出版社，1990.

［2］美国国务院国际信息局.美国地理概况［M］.杨俊峰，译.沈阳：
辽宁教育出版社，2010.

［3］LEW A A.美国地理环境概述［M］.周宜君，黄莹，译.成都：四
川大学出版社，2011.

［4］朱安远.美国概况及美国首都变迁史（下）［J］.中国市场，2014
（13）：122-126.

［5］余翔.当前美国经济形势及其变化趋势［J］.现代国际关系，2013
（9）：32-38.

［6］牛霞飞，邓易平.美国政治文化的特点及其对政治制度稳定性的影
响［J］.世界经济与政治论坛，2016（5）：44-64.

［7］刘智.美国文化的移民特征［J］.重庆交通学院学报（社会科学
版），2005（3）：59-62.

［8］惠敏.美国文化的渊源［J］.山东外语教学，2009（4）：8-12，22.

［9］戴卫平，高维佳.美国英语与美国文化［J］.四川外语学院学报，
2001（2）：97-100.

［10］邹继伟.试论美国文化的渊源［J］.吉林省教育学院学报，2006
（8）：9-10.

［11］何道宽.论美国文化的显著特征［J］.深圳大学学报（人文社会科
学版），1994（2）：85-96.

［12］薛慧芳.浅析地理环境对美国经贸发展的作用［J］.太原城市职业
技术学院学报，2011（3）：49-50.

［13］吴小娜.浅析美国的政治制度［J］.湖北函授大学学报，2009（3）：
137-138.

［14］黄金娟，赵劲梅，黄晓延，等.美国一流医疗机构文化透视［J］.
中国肿瘤，2014（1）：32-35.

［15］颜清辉.美国医疗保健制度改革的历程和现状［J］.中国医疗保险，

2013（4）：68-70.

［16］高芳英.美国医疗体制改革历程探析［J］.世界历史，2014（4）：
75-84，159.

［17］CAMEL P，方铁，张伯君.美国医疗体制现状及面临的问题［J］.
中国卫生产业，2010（12）：24-25.

［18］谭相东，张俊华.美国医疗卫生发展改革新趋势及其启示［J］.中
国卫生经济，2015，34（11）：93-96.

［19］阮立寅.美国医疗现状及医改政策背后逻辑研究［J］.现代商贸工
业，2010（22）：115-116.

［20］刘北辰.美国医疗制度的几个特点［J］.职业，2008（13）：55.

［21］刘北辰.解读美国的医疗制度［J］.创业者，2003（2）：41.

［22］美国国家卫生研究院（NIH）国家补充与替代医学中心（NCCAM）
发展战略计划（2005—2009）［J］.张咏梅，范为宇，李春梅，等，
译.亚太传统医药，2006（5）：45-59.

［23］田力欣，王超，王卫，等.欧美中医教育概况［J］.中国中医药信
息杂志，2010（4）：1-4.

［24］高玛莉.美国中医药和中医教育的发展［J］.八桂侨刊，2000（3）：
59-61.

［25］高竞.美国针灸中医教育概况［J］.环球中医药，2011（5）：380-
382.

［26］吴永贵，戴翥，熊磊.英美中医教育的现状及思考［J］.云南中医
学院学报，2013（1）：80-82，85.

［27］顾军花.中美两国中医教学差异剖析［J］.世界中西医结合杂志，
2012（4）：355-357.

［28］顾军花.中美中医学历教育比较［J］.中医杂志，2012（15）：
1344-1348.

［29］秦裕辉.中医国际化教育要先行——美国中医药教育考察报告［J］.
中医药导报，2005（9）：67-71.

［30］魏辉，巩昌镇.中医教育的美国版本［N］.中国中医药报，2017-
06-15（3）.

［31］KWON Y H，谢光.中医教育在美国的发展及面临的挑战［J］.甘
肃中医学院学报，2015（3）：84-88.

［32］杨冰.美国新英格兰中医学院中医教育简介［J］.中国针灸，2012，
32（8）：737-741.

［33］李宗友，鲍玉琴.国外中医药科研机构发展及科学研究现状分析
［J］.中国中医药信息杂志，2009（11）：1-2.

［34］吴滨江.本世纪中医国际化发展的趋势及思考［J］.天津中医药，2012（2）：189-192.

［35］刘畅鑫."一带一路"为中医药带来发展新机遇［N］.中国中医药报，2016-11-23（2）.

［36］张雅鸥，杨梦，肖培根.补充和替代医学的发展现状［J］.世界科学技术，2002（4）：24-31，80.

［37］王守东，孟凡红，陈淑娟，等.基于SWOT分析的中医药在美国发展策略［J］.中国中医药信息杂志，2012（10）：3-4.

［38］张卫军，苏大明，许家杰.结合医学在美国洛杉矶加州大学的发展和现状［J］.中西医结合学报，2012（9）：953-960.

［39］劳力行，布赖恩·伯曼.马里兰大学医学院结合医学中心——美国医学院最早成立的替代医学中心［J］.中西医结合学报，2008（11）：1205-1209.

［40］傅俊英.美国补充替代医学的科研现状及其与中国中医药研究的比较［J］.中西医结合学报，2008（6）：551-554.

［41］范为宇，苏大明，谢琪.美国的传统医学研究［J］.国外医学（中医中药分册），2002（2）：73-79，98.

［42］陈涛.美国关于中药法律法规的历史沿革及展望［J］.全球科技经济瞭望，2013（7）：37-41.

［43］范为宇，苏大明，谢琪.美国是怎样进行传统医学研究的［J］.国际医药卫生导报，2003（Z1）：32-37.

［44］叶青，吴青.美国新闻媒体对中医药报道现状分析与主题词研究［J］.环球中医药，2014（8）：626-629.

［45］杨冰.美国新英格兰中医学院中医教育简介［J］.中国针灸，2012（8）：737-741.

［46］江丰，刘伟，李玲玲，等.美国中医现状及问题分析［J］.世界中医药，2015（9）：1432-1434，1439.

［47］傅俊英，曹燕.美国专利局授权的中医药专利分析［J］.中国中医药信息杂志，2010（8）：1-3.

［48］吴伯平.浅谈中医药在美国的发展［J］.中医杂志，2006（1）：66-67.

［49］程兆盛.我所了解的美国中医药［J］.实用中西医结合临床，2006（2）：86-87.

［50］周一辰，徐世芬，劳力行.针灸和中医药在美国的发展现况［J］.环球中医药，2011（1）：58-61.

［51］金达洙.针灸在美国的历史现状研究及其前景展望［D/OL］.南京：

南京中医药大学，2011.

[52] 高雅培，高金柱，苗青.中医药在美国的发展现状 [J].世界中医药，2013（8）：966-967.

[53] 赵春苗.中医药知识产权国际化的立法保护问题研究 [D].哈尔滨：哈尔滨工程大学，2012.

[54] 苏大明.从美国替代医学五年战略计划看中医药科研发展新契机 [J].国际医药卫生导报，2004（13）：69-71.

[55] 张群豪.美国的中医教育与执照考试 [J].中医教育，2003（1）：68-70.

[56] 高佳，杜仲燕，李东成，等.中医药在美国的生存概况分析 [J].药物生物科技，2013（2）：186-188.

[57] 田开宇，田韵仪，王唯一，等.美国NCCAOM认证中医针灸师执业安全及道德规范的介绍 [J].医学与哲学，2017（1）：33-34，96.

[58] 田开宇，饶洪，林永青，等.美国NCCAOM中医针灸师资格认证必考之"针灸及腧穴定位" [J].中国针灸，2017（3）：317-320.

[59] 郑灵.美国健康保险系统对针灸的给付现状 [J].环球中医药，2011（3）：210-212.

[60] 陈德成.美国针灸40年发展概要与趋势 [J].中医药导报，2016（3）：1-4.

[61] 王守东，侯酉娟，孟凡红，等.美国针灸立法及标准化研究现状 [J].针刺研究，2012（3）：256-259.

[62] 朱爱松.美国针灸师执照考试剖析（一）[J].中华中医药学刊，2007（1）：99-102.

[63] 李永明.针灸——中国外销的奇葩 [J].中医药导报，2015（18）：1-3，7.

[64] 彭旸.针灸戒毒在美国 [J].时珍国医国药，2008（6）：1529-1530.

[65] 蒋继彪.针灸西传的跨文化传播研究综述 [J].中国中医基础医学杂志，2016（9）：1284-1286.

[66] 杨渝.针灸在美国发展的历程及对海外中医发展的影响 [J].中医药文化，2017（1）：36-41.

[67] 黄亚博.中国传统医药在美国的现状与展望——赴美考察见闻与随想 [J].江苏中医药，1997（9）：41-43.

[68] 刘新燕，赵慧玲，吴云，等.中国针灸在美国的发展现状及展望 [J].世界中医药，2017（3）：700-703.

[69] 陈二员.中医在美国的发展历程与现状 [J].中国中医药信息杂志，

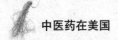
2008（7）：1-2.

［70］田海河，魏辉.中医在美国面临的机遇和挑战［J］.中医药导报，2016（5）：1-2，6.

［71］郭文杰，杨林.中西医文化差异浅析［J］.医学争鸣，2014（3）：45-47.

［72］蓝韶清，张书河，薛暖珠.以广东中医药博物馆为平台，打造海外文化统战品牌［J］.广东省社会主义学院学报，2014，54（1）：46-49.